まちがいだらけの
日本の認知症医療

告白します、
僕は多くの
認知症患者を
殺しました。

石黒 伸
SHIN ISHIGURO

現代書林

はじめに

本書のタイトルを見て、驚かれた読者は多いかもしれません。

どうせ、たくさん並んでいる新刊書のなかでひときわ目立つように、わざとショッキングなタイトルをつけたのだろうと考える人も多いでしょう。

決して、わざとつけたのではありません。

これは事実なのです。

＊＊＊＊＊＊

僕は、多くの認知症患者さんを殺しました。

「殺す」という言葉には、「活動や動作をおさえとどめる」「その人がもつ能力・素質・長所などを発揮できない状態にする」という意味があります。そのような意味で、僕は多くの認知症患者さんを「治療」ではなく「殺し」ていたのです。しかし、ある医師との出会いを契機に、「殺し」に加担する医師から脱出しました。

大学病院や大きな病院には、認知症患者さんを専門とする認知症外来があります。

あえて批判や誤解を恐れずに言いますが、そうした専門外来のなかには、今この瞬間も患者さん「殺し」に加担している医師が少なからず存在するのです。しかも、自分が認知症患者さんを〝殺している〟自覚がありません。自分のおこなっている認知症治療（標準的薬物療法）が正しいと信じ込み、認知症患者さんに「死」を処方しているのです。

認知症患者さんも、そのご家族も、目の前の医師がおこなっている治療は「改善」への幸福切符と思っておられると思いますが、実は、「再起不能への直行切符」「死への片道切符」なのです。

現在の日本における標準的な認知症治療は、いわゆる4つの認知症中核薬（アリセプト、リバスタッチパッチ、レミニール、メマリー）を処方するだけです。そして、易怒《いど》（怒りっぽいこと）・興奮・妄想・徘徊といったご家族を困らせる症状が出ると、統合失調症に使われる非定型抗精神病薬があたりまえのように処方されています。

このような、画一的な投薬行為を正当化するためになされることがあります。高価な機器を使用した「検査」です。患者のご家族はこう説明されます。「ほら、脳全体が委縮していますし、海馬周囲に血流低下を認めますよ。アルツハイマー型ですね」と。ご家族かららしたら「はぁ……？　それで、どうしたらええの？」となりますよね。結局、検査結果を提示されただけで、何ら解決せずに診察は終了してしまいます。

どうでしょうか？　はたから見ると医療っぽいんですが、その中身はまったく「医療の体」を為していません。恐ろしいことに、それが現実です。

次に問題なのは、多くの医師が認知症の正しい診断ができないことです。「医者が診断できないなんて、そんなバカな！」と驚かれると思いますが、それがいま行われている認知症治療というものの、まぎれもない事実です。

認知症には、大きく4つのタイプがあります。アルツハイマー型認知症、レビー小体型認知症、前頭側頭型認知症、脳血管性認知症の4大認知症ですが、それ以外にもこれら4大認知症と神経難病が何種類も合併している複雑な混合型症例も出現しており、もはや画像診断をする意義さえもよくわからない局面を迎えています。神経難病を併せ持った認知症患者さんが、僕のクリニックでも急増しています。そうなると当然、個々の認知症のタイプに応じた投薬治療法を考えなくてはなりません。

ところが、とても信じられないと思いますが、認知症専門医の多くは4大認知症のどれかに当てはめることにとても熱心ですが、認知症にさまざまなタイプや、さまざまな混合型があることにはあまり興味がないのか、僕たち開業医の話などまったく聞いてくれません。巷の開業医は、自分で何とかしてやろうという気概もなく、そそくさと認知症基幹病院に紹介してしまいます。そして、そこで出されたお薬が正しいと信じ込んだ患者さんを何年にもわたって苦しめるのです。

たとえば、レビー小体型認知症をアルツハイマー型認知症やパーキンソン症候群と誤診したとします。アルツハイマー型と誤診され、アリセプトという薬を投与されたレビーの患者さんは、歩けなくなったり、ひどい場合は寝たきりになったりしてしまいます。

誤診に加え、現在の認知症治療では、薬の使い方の方向性も誤っています。

たとえば、アリセプトは、穏やかなアルツハイマー型認知症の患者さんには確かに効果がある非常に優れたお薬なのですが、怒りっぽいタイプのアルツハイマー型や、ピック病と呼ばれる興奮性のある患者さんにアリセプトを飲ませると、攻撃性が増して手がつけられないほど暴れることがあります。ひどい場合は、人格が壊れてしまったりします。

誤った投薬で患者さんの状態が悪化した場合、医師がとる行動が3パターンあります。

1つ目は、パニック気味にどんどん薬を増やしてしまう。2つ目は、「あぁ、認知症が進行していますね。寄り添う介護でがんばりましょう」と突き放す。3つ目は、さらっと「専門病院を紹介しましょう」と言い、いわゆる精神病院に振る。こうした「振り回し診療」によって、ご家族や介護者がどんどん疲弊し苦しんでいます。僕は、そうした現実を日常茶飯事で目の当たりにしています。

この誤った投薬による「被害」を拡大・助長しているのが、認知症中核薬の「増量規定」です。一定の服薬期間が経過すれば、増量しなければならない――。製薬会社が定め厚生労働省が認めた悪名高い規定です。

クスリの効き方や副作用の現れ方には、個人差があります。一般常識として、クスリを増量して患者さんの具合が悪くなれば、減量もしくは中止して様子を見ます。いわゆる医師の裁量による「クスリのサジ加減」です。

しかし、アリセプトをはじめとする認知症中核薬だけは、どういうわけか「サジ加減」が認められていないのです。体重が35kgのおばあちゃんと80kgのおじいちゃんに同じ量の薬を投与してよいかどうか、少し考えればわかることではないでしょうか？　かつての僕は、疑いもせず真面目にきちんと「増量規定」に従い、多くの患者さんを苦しめてしまいましたが、慙愧の念に耐えません。

「ある医師との出会いを契機に、『殺し』に加担する医師から脱出できました」

冒頭にこう書きました。

その医師とは、『名古屋フォレストクリニック』の河野和彦院長です。河野先生は、クレイジーとも言えるほど革新的な治療法を次々にあみだし、「コウノメソッド」という認知症治療法を世に公表。非常に大きな成果を上げていました。

その治療成績のみならず、すべての責任を引き受ける覚悟であえてご自身の名を冠するその「心意気」にとても感銘を受けた僕は、コウノメソッド実践医に手を挙げ、以後、「死」の処方箋を書かずにすむようになりました。患者さんのために、「改善と希望と幸せ」を処方できる医師となれたのです。

世間には、医師の「死」の処方のため、「もう終末期です……」と宣告された患者さんがたくさんいますが、コウノメソッドの力により、今ではその患者さんやご家族を少しでも救えるようになっています。

認知症の治療にかかわる多くの医師に、コウノメソッドを知ってほしい。コウノメソッドなら重度の認知症患者さんでも自宅療養ができるということを知ってほしい。コウノメソッドや僕の考え方が少しでも世に広まり、一人でも多くの認知症患者さんが救われるようにしたい。そして、かつての僕のように、患者さんの「殺し」に加担するような医師をなくしたい――。

止むに止まれぬこの気持ちが、本書にあえて過激なタイトルをつけさせました。「死」の処方箋を書く医師から、患者さんに「改善と希望と幸せ」を処方する医師になる道は確実にあります。そうした医師が一人増え、二人増えることで、日本の認知症治療、いや世界の認知症治療は変わっていきます。本書がそうした一石を投じることになれば、本書を書いた甲斐があります。

患者さんのご家族も、認知症治療にはコウノメソッドというもうひとつの選択肢があることを知ってください（もちろん選択はご自由ですがまずは知ってほしいのです）。悩んでいる方はぜひ、お近くのコウノメソッド実践医を探して相談してください。もちろん僕でよければ喜んでお応えいたします。

２０１７年１月　　　　　　石黒　伸

目次

告白します、僕は多くの認知症患者を殺しました。

はじめに　3

プロローグ

2年間寝たきり、点滴だけで生きていたおばあちゃんが復活した

救急隊員のブラックリストに　18
「お父ちゃん、なんとかなるかもしれんよ……」　20
誤嚥性肺炎も克服　22
元気に「バンザイ」もできる！　26

第1章

患者がどんどん悪くなる…間違いだらけの認知症医療

【症例】末期と思われていた認知症患者が「普通の人」に戻った！　32

「このままでは死んでしまいます！　助けてください」　32
認知症の薬を飲んだら、動けなくなった？　33
規定どおりに飲むと寝たきりになる？　35
お孫さんの疑問が、おばあちゃんを救う　38
たった10分で意識が回復　39
奇跡ではない。コウノメソッドでは普通です　40
患者とそのご家族を救え！　42
治そうとして悪化させる…認知症医療のひどい現状　44
認知症こそ、在宅で治すべき　44
「認知症＝精神疾患」ではないことを理解する　46
薬のせいで暴れる患者さん（陽性症状）　49
元気がなくなり食事もしない、それも副作用（陰性症状）　54
「治る」ということの意味　56
コウノメソッドとの運命の出会い　59
僕もアリセプトをガンガン出していた　59
野口英世のような医者になりたい　60
腎臓移植のスペシャリストをめざす　63
現代医学の限界に直面する　65
世界に飛び出して得た貴重な出会い　67
認知症患者さんと初めての遭遇　69
全員にアリセプトを処方するが……　70
コウノメソッドを在宅医療の武器に　72

第2章

コウノメソッドこそが、あなたの大切な人を救う

【症例】地域問題になってしまったおばあちゃん 76
アリセプトを飲んだら徘徊が始まった 76
歩き回って、ご近所に「ピンポン攻撃」? 77
1週間で徘徊がなくなる 79
コウノメソッドのおかげで、みなハッピー 81
コウノメソッドはいかに認知症を「治す」のか 82
「困った症状」を治すコウノメソッド 82
増量規定に頼らず、患者さんの状態から薬の用量を決める 84
処方はバランスが大事 87
経験によって確立されたコウノマジック 88
「家族天秤法」はコウノメソッドの神髄 92
ご家族こそが最良の主治医 92
起こりうる副作用を最小限にする 95
コウノメソッドはサプリメントを重視する 98
患者さんが良くなることが第一 98
病気や症状によってサプリメントを使い分ける 99
患者さんの命を救った『米ぬか脳活性食』 101

第3章

認知症は在宅だからこそよくなる！

認知症の予防にも効果が　103
「困った症状」を治すコウノメソッド　107
ご家族が困るピックもレビーもよくなります　107
寝たきりになって見放されても、治ります　110
【症例】在宅でいけるよ、お父ちゃん！　114
問診の途中で寝てしまう　114
「ウチのセンセやったら、一発で治せると思う」　115
骨折して入院したはずが寝たきりに……　117
在宅医療だからうまくいく　120
自分の家で最期を……ご家族に見守られて　122
8割の人が病院で亡くなっている　122
国も推進する在宅医療　124
認知症患者さんは、どこへ行けばよい？　126
在宅医は認知症が治せることが条件　127
施設への訪問診療が、うまくいかない理由　128
おおまかに4種類ある老人施設　128

老人ホームの患者さんへの訪問診療では、
ご家族の意見を聞くことができない 132
「老人ホームの都合」になっていく診療 134
ご家族がいない、担当スタッフも変わる 135
施設事業者の理念を聞くこと 138
施設でコウノメソッドを行う難しさ 140
患者さんにとって、在宅でのんびり療養がいちばん 142
周辺症状も、ほかの疾患も、在宅で良くなる 142
在宅の利点はたくさんある 144
患者さんの生活環境にアドバイスができる 145
スペシャリスト看護師がフォローアップ 148
医師一人では何もできない 148
訪問看護師の役割がどんどん大きくなっていく 149
やり甲斐の大きい訪問看護 151
看護師天秤法から、家族天秤法へ 153
薬剤師もコウノメソッドの理解を 154

第4章

点滴療法でみるみる患者がよみがえる

【症例】「いま信じられないことが起きてます！」 158

僕と点滴療法との出会い 160
GCS点滴①…グルタチオン大量点滴療法 162
コウノメソッドに登場したグルタチオン大量点滴 162
バラバラに出会った療法が一つにつながった 164
2週間に一度のグルタチオン点滴 167
GCS点滴②…脳を醒まし意識をはっきりさせるシチコリン 168
奇跡を起こすシチコリン注射 168
なぜ意識障害に効くのか 171
【症例】「看取りの時間」をシチコリン注射がつくってくれた 174
GCS点滴③…神経難病にも効果があるソルコセリル点滴 176
昔からある注射剤なのに神経難病に効果 176
古い薬剤に光を当てる「匠の技」 177
ビタミンCを加えた「GCS+Vc点滴」で長い作用が期待できる 180

第5章

コウノメソッドを駆使し、在宅での「全人的医療」を

【症例】ついに病院から苦情が……救急外来にくり返し駆け込む 184
「しんど〜い」と言い始めたら要注意 184
穏やかなアルツハイマーがピック化!? 186

在宅だから患者さんを丸ごと継続して診られる　188
【症例】医者にかかりながらも
激痛にずっと耐えていた寝たきり患者さん　192
コウノメソッド実践医の先輩にならって　192
膝の激痛はリウマチだった　194
誤嚥性肺炎で入院、再びベッド生活に……　198
在宅医にとってなくてはならないコウノメソッド　200

エピローグ

日本の認知症医療をいま一度洗濯致し申し候

プロローグのお母ちゃん、その後　204
「to do good」より「to be good」　208
医師を含めた医療従事者、それぞれのミッションを意識して　213

トピックス　217
平成28年6月、ついに厚生労働省が認知症薬の少量投与を認めた。しかし…

プ ロ ロ ー グ

2年間寝たきり、
点滴だけで生きていた
おばあちゃんが
復活した

救急隊員のブラックリストに

２０１３年、秋のことです。ある訪問看護ステーションの看護師さんから、クリニックに電話がありました。僕に診てほしい患者さんがいる、と言うのです。

その方はご自宅で療養をされている90歳のおばあちゃんで、もう2年くらい寝たきりだそうです。主治医は近所の大きな病院の内科医。その主治医の指示のもと、訪問看護師さんたちが毎日訪問し、点滴をしてもらってようやく命をつないでいるような状態でした。

おばあちゃんの介護は、すべて旦那さんがやっています。つまり、老々介護です。この奥さん思いの旦那さんは、かかりつけの主治医はあまり親身になってくれないと感じているらしく、奥さんの状態にかなり不安を募らせていたようです。

そのせいなのか、奥さんはなにかとすぐに「苦しい〜」と悲鳴に近い声をあげるのですが、それを見た旦那さんはすぐに救急車を呼んでしまうのです。

救急隊員が来て主治医のいる病院に搬送されいろいろな検査をしても、とくに悪いところは見つかりません。奥さんもそのころにはケロッとしているので、そのまま自宅に戻ってきます。そういうことを週に2～3回もくり返していて、救急隊のブラックリストに載ってしまっている、と言うのです。

主治医は「もうターミナル（終末期）なのだからどうしようもない」という判断だそうです。

訪問看護ステーションの担当看護師さんは、こう言いました。

「この患者さん、寝たきりになってはるのに、1年以上まったく同じお薬が出されてるんですよ。先生どう思います？　アリセプトとかほんまにいるんですかね？　2年前から飲み始めてよくなるどころかどんどん悪くなってますよ。主治医の先生は認知症の進行やからしょうがない言うてはりますけど、なんか絶対におかしい！」

彼女は、コウノメソッドなど知らないままクスリと治療に疑問を抱いたんです。そういった経緯で、認知症のお困りゴトに親身になって応えてくれるクリニックがあるという噂を聞いて連絡してきたそうです。

翌日、僕はすべての診療が終わったあとで行ってみることにしました。

「お父ちゃん、なんとかなるかもしれんよ……」

自宅を訪れると、飯沼和代さん（仮名・90歳）はベッドで目をつむり寝ていました。僕の診断はわずか3秒でした。そのお顔や、痩せ細りまったく「気」が感じられないそのカラダは長期間アリセプトを飲まされ続けたレビー小体型認知症の患者さん（以下、レビー患者）にほかなりません。少ない量でもクスリが効きすぎてしまう薬物過敏を特徴とするレビー患者にアリセプトを飲ませることは、まさに「殺し」の処方です。アリセプトを飲み始めて、カラダの動きが悪くなり（パーキンソニズムの悪化）、飲み込みが悪くなり（嚥下障害）、食が細くなり（摂食障害）、どんどん痩せてガリガリ（栄養失調）になっていく患者さんは、当院では決して珍しくありません。

ここで勘違いしないでほしいのですが、アリセプトという薬それ自体に罪があるのではないということです。医師の裁量のもと「規定にとらわれずに」処方されると驚くほど元気になる患者さんが大勢おられます。そうではなく「規定どおりに」飲まされ続けると、このような状態に陥りやすくなるということです。とくにレビー患者は薬物過敏という特徴があり、規定どおりの用量では「治療薬」ではなく「毒薬」になってしまうわけです。

これぞまさに、クスリのリスクです。


「和代さ～ん、聞こえます～？　どうですかぁ～？」

大きな声で訊ねると、「う～う～」となります。

「どこか痛いですか～？」

「う～～、痛い～……」

ご主人の飯沼忠史さん（仮名・88歳）は「いつもこんな感じや」と、ぽつりと言いました。「寒い～、痛い～、辛い～、苦しい～、怖い～、それくらいしか言わへん。夜中も毎晩しんどそうにして、こっちは心配でたまらんのじゃ。○○センセ（かかりつけ医）は、もう諦めてくれみたいな言い方やしな。もうダメかもしれん……」

最後は消え入りそうな声でした。

和代さんの腕や足はミイラのように細くガチガチに固まっていました。ご主人も介護で疲れ果てています。もう限界です。

「お父ちゃん、こんな状態でようがんばってたね。すぐになんとかせなあかんね……」

とりあえずご主人に落ち着いてもらうために、僕は少しお話をしました。

「お父ちゃん、よう聞いてや。これね、なんとかなるかもしれん。かかりつけのセンセは何もできんて言うてたかもしれへんけど、クスリを替えて量を調節すれば、たぶんお母ちゃん起きれるようになるんとちゃうかな」

お父ちゃんは半信半疑です。でも、なんとか希望の光にすがりたいという表情でした。

「お母ちゃん、なんとかなるかもしれへんから、僕に任せてもらえる？」

僕がそう確認すると、お父ちゃんは「うん、ほな先生に任せとくわ」と言ってくれました。

誤嚥性肺炎も克服

お父ちゃんの許可が取れたので、僕はすぐにシチコリン1000mg注射を行いました。

この当時、コウノメソッドの河野和彦先生はまだ「GCS点滴療法」という方法（26ページ参照）を発表されていなかったのですが、レビー患者の意識障害を回復させるには、シチコリン注射が欠かせないし、シチコリン注射の実装がコウノメソッド実践医を名乗る最低限の条件だということを強くおっしゃっていました。当院の救急バッグにはたっぷりシチコリン注射液が実装されていました。

また、和代さんはこのような状態でもお父ちゃんががんばって、飲み物などに溶かしたアリセプトを内服されていました。もちろんアリセプトは即刻で中止、皮膚に貼る認知症中核薬であるリバスタッチパッチ4・5㎎に変更しました。それも常用量の4分の1です。このほかにコウノメソッドで推奨されている薬剤もいくつか処方しました。

2週間で結果が出始めました。お母ちゃんは少しずつ表情が和らぎ、カラダの固さがとれてきたのです。まだ起き上がることはできなかったのですが、夜中にえらい～、痛い～、と騒ぐことはなりました。お父ちゃんはだいぶ気持ちが楽になって、救急車を呼ぶことはまったくなくなりました。

そのような状態で年が明け、梅が咲く季節になりました。

それまでとても順調だったのですが、3月、食事中にムセてしまい、一気に誤嚥性肺炎を発症。毎日自宅で抗生物質の点滴と栄養補給を続け、なんとか入院を阻止しました。しかし、ガリガリのカラダでは、体力消耗が著しく、それで体調がどーんと落ちてしまったのです。

誤嚥性肺炎というのは、食べたものを気管に詰まらせたり、寝ているあいだに唾液が気管に入り込んだりして肺炎を起こす病気です。がん以外のお年寄りの死因としてトップじゃないでしょうか。在宅医療では常に気をつけていなければなりません。認知症患者さんは嚥下機能（飲み込むこと）がだんだん低下してくるので、食事中にむせることが多く、誤嚥性肺炎の危険も高くなります。

アリセプトが多すぎると、ドーパミンが相対的に足りなくなるため、口腔内や喉の筋肉の動きが悪くなり誤嚥を助長するという最悪の副作用をもたらすのです。

お母ちゃんは笑顔と会話が増えかなり元気になっていましたが、食事ではどうしてもむせてしまいます。このままでは高い確率で誤嚥性肺炎が再発します。肺炎をくり返すと著しく体力を消耗してどんどん衰弱します。この状態で食事を開始すると、すぐに肺炎が再発することは明らかでした。体力が回復し、しっかり飲み込めるようになるまでは、絶食にして肺炎を完璧に治す必要があります。

河野先生は、「こういうときは緊急に胃瘻（チューブで栄養を直接胃袋に入れる装置）をつくってから『米ぬか脳活性食（フェルラ酸含有食品）』で嚥下の力を改善させ、再び食べられるようにすればよい」と言います。「延命のために胃瘻までするのは良くない」

という風潮もありますが、河野先生はそれには反対です。

しかしお父ちゃんは、そうした風潮に影響されていたのか、胃瘻には抵抗がありました。それ以外の方法があるならそうしてほしいと、そう言われました。

一方で、お母ちゃんはガリガリの状態だったので、じつは点滴のための血管確保も相当大変でした。血管に針を指すのにひと苦労だったのです（そのおかげでうちの看護師たちはかなり点滴の腕を上げましたが……）。

そこで僕は、大きな静脈にカテーテルを留置し、点滴で栄養や薬剤を入れる「中心静脈栄養」という方法を考えました。それはお父ちゃんも賛成してくれました。

しかしこれを行うには、エックス線で確認しながらCVポートという器具を皮下に埋め込んでもらわなければいけません。そこで、よく知っている先生に無理にお願いして、日帰りでお母ちゃんの右鎖骨下にCVポート埋め込み術をしてもらうことになりました。

こうして中心静脈ルートの確保ができたため、高カロリー輸液（栄養）と各種ビタミン類を補給し、リハビリも併用して、お母ちゃんの体力回復に集中することができました。

また、管理栄養士や薬剤師とさまざまな食事形態や服薬方法を考案し、なんとかむせずにゆっくりお薬の服用は継続できたのです。僕たちは、まさに多職種連携を惜しみなく行っていたのです。

元気に「バンザイ」もできる！

そうこうしているうちに２０１４年の５月になって、河野先生がＧＣＳ点滴療法を発表されました。グルタチオン、シチコリン、ソルコセリルという３種類を使った点滴療法です。僕は、さっそく嚥下障害やパーキンソニズムの回復に効果のあるＧＣＳ点滴療法をお母ちゃんに試してみようと思いました。

ただ、ちょっと問題がありました。

飯沼夫妻は老老世帯で完全な年金生活で、お住まいはワンルームのアパートです。決してお金が有り余っているお二人ではなく、どちらかと言えば貧困のなかで生活しておられます。医療費だけでなく介護費用もかなりの負担額になっていました。

コウノメソッドで行うＧＣＳ点滴療法は残念ながら保険適用にならない自費治療です。グルタチオンが人間の脳内でどのように作用しているのかは生身の人間の頭を解剖しないと証明できません。ただ、強力な抗酸化作用を有するアミノ酸の集合体（トリペプチド）

であり、さまざまな代謝で産生される活性酸素から細胞を保護することは間違いありません。古くから美容増進目的で使われてきました。

米国ではパーキンソン病患者に対して高濃度グルタチオン療法の治験がくり返されており、良好な症状改善効果ありと報告されていますが、はっきりとしたメカニズムはわかりません。ですので、高濃度グルタチオン点滴はあくまで健康増進・美容増進という目的での自費診療となります。シチコリンとソルコセリルも、人間の脳内における作用は確実にはわかっておらず、動物実験で脳血流促進や脳代謝改善作用があるとされています。つまりこれらも、脳血流増進・脳委縮予防という目的での自費診療となります。

1回の点滴費用はそれほど高額でなくとも、長期化するとご夫婦の経済負担が重くのしかかってきます。でも僕は決めていました。僕自身、このお母ちゃんのような患者さんにグルタチオン点滴療法がどのくらい効果をあらわすか、確かめたいと考えていたからです。

「お父ちゃん、これ、お金はいいからさせてください」

そう言って、グルタチオン点滴療法を開始したのです。

コウノメソッドでは通常、1回に1600〜3600㎎の高濃度グルタチオンを投与するのですが、費用のこともあったので、とりあえず1回600㎎を週に3回投与というペースで続けることにしました。

僕は、1回の投与量が少ないのでどうかな、と思っていました。ところが、これが素晴らしい効果を発揮しました。お母ちゃんの嚥下力はみるみる回復し、座位姿勢を保持できる時間も長くなってきたのです。

僕の初診から1年後に撮影したビデオには、車椅子に座ってバンザイをしたり足を動かしたりするお母ちゃんの様子が記録されています。音声には「バンザイするで〜、足動くで〜、足上がるよ〜」と、うるさいくらいに（笑）お母ちゃんの元気なでっかい声が入っています。そう、典型的な大阪のおばちゃんなのです。

僕が訪問診療するようになってからちょうど1年で、ここまで回復しました。体重は、初診時から比べると4kgくらい増えています。そう、1年前は終末期だと言われていたのに……。

常識的には、当時の主治医が「もう何もできません、諦めるしかないです」と言うのも当然という状態でしたが、コウノメソッドを適用すればこれだけ回復して、お父ちゃんとの最後の時間をとても楽しく過ごすことができるようになるのです。

いま一般的に行われている認知症医療、高齢者医療は、もっともっと発展する余地があると思います。

＊

じつはこのお母ちゃんのお話には続きがあって、それは本書のエピローグに書きました。すぐに後ろのページを探して続きを読むこともできますが、できれば本文を通して読んで本書の内容をふまえてから、エピローグとして続きのエピソードに触れていただければと思っています。

そのほうが、本書の最初と最後にお母ちゃんに登場していただいた、僕の意図が伝わるのではないかと思うからです。

第1章

患者がどんどん悪くなる…間違いだらけの認知症医療

症例

末期と思われていた認知症患者が「普通の人」に戻った！

◉「このままでは死んでしまいます！　助けてください」

２０１４年の暮れも押し詰まった、12月23日の夕方のことでした。訪問診療中の僕の携帯電話がぶるぶると振動を始めました。クリニックにいる受付スタッフからの着信です。診療を終えてすぐにコールバックすると「緊急の電話が入った」と伝えてきました。女性が切羽詰まった感じで、こう訴えてきたというのです。

「暮れのお忙しいときにすみません。じつはウチのおばあちゃんが、１週間前から全然歩けなくなって食事もできなくなってしまったんです。目も開いてくれません。アルツハイマーと言われ、近くの病院で診てもらいメマリーをずっと飲んでいたんですが、そこが全然頼りにならないんです。このままでは、おばあちゃんが死んでしまいます。インターネットで検索しまくって石黒先生を探し出しました。お願いです、助けてもらえませんか？すぐに往診に来てもらえませんか？」

「なんとかお願いします」と、必死に訴えていたと言います。

僕はいったん電話を切って考えました。

その年、年内の仕事は29日までと予定していました。残り6日間のスケジュールはびっしり埋まっていました。でも「助けてください」と言われて「忙しいので」と断ることは到底できません。

僕は、翌日の夕方に予定していた私用をキャンセルして、その動かなくなってしまったおばあちゃんのところへ行くことにしました。

◉認知症の薬を飲んだら、動けなくなった？

金田佳恵さん（仮名・88歳）は、自宅で寝たきりの状態でした。あおむけで後ろ側を向くように、頭がそっくり返っています。お世話をしていたご家族は、なんとお孫さん夫婦でした。

部屋に入ってその様子を見た僕は、ほとんど3秒で「あ、いつものレビーの意識障害やな……」と診断しました。そう、プロローグのお母ちゃんと同じで「いつもの」と思ったのは、こういう患者さんのご家族からの問い合わせがとても多いんです。

とりあえずご家族に「これはたぶん、クスリの副作用ですね。意識障害というやつです。すぐに治さないといけないので、まずはお注射させてください」と僕は言いました。同行の看護師に「ほな、グルタチオン1600いこか」と指示しました。

グルタチオンのアンプルは1本200㎎なので、8本使います。点滴の準備に少々時間がかかるので、僕は先に自分でシチコリン1000㎎を注射器に吸い、すかさず佳恵さんに筋肉注射を行いました。

ここまでの処置と指示出しをやって（訪問してから5分ほど）、あらためて電話を掛けてきたお孫さん夫婦のお話をうかがうこととしました。

佳恵さんは近医で、2年前の2012年にアルツハイマーと診断されました。そう、この時点でまず誤診されていたのです。そして、いきなりメマリーを処方され、例のごとく増量規定に従い最高用量の20㎎を1年以上飲まされ続けていたそうです。彼女は基本的に独居生活であり、平日の夜と週末はお孫さん夫婦がお世話に訪れるというライフスタイル。メマリーを飲み始めてから2014年の春までは、そこそこ調子よく独居生活を継続できていました。しかし、2014年の春ごろから急に傾眠傾向（日中もウトウトしだす）が強くなったため、お孫さん夫婦がかかりつけ医にメマリーを減量してくれと懇願しにいったとのこと。そう、このお孫さん夫婦は何かがおかしいと感じ取り、インターネットで認知症中核薬が多すぎると副作用が出やすいということを自分たちで調べていたのです。2014年の11月までは、介助歩行で近所のスーパーに行くこともできましたが、急性膀胱炎で発熱したことを契機に、12月に入るとガクンと体調悪化。なかなか目を覚まさなくなり（意識障害）歩けなくなって（歩行障害）しまったのです。それでも近医の指示どおり、メマリーは頑張って内服していました。

佳恵さんが動けなくなってしまったのは、間違いなくメマリーの代表的副作用である「傾眠」でした。とくにレビー患者では、薬剤過敏があるため、それが顕著に現れることが多いのです。作用機序は少し異なりますが、同じ中核薬であるアリセプトも、レビー患者に長期服用させると、やはり同じような副作用が出やすくなります。

◉規定どおりに飲むと寝たきりになる？

さて、ここで少し、認知症中核薬の代表選手とも言えるアリセプト（＝ドネペジル塩酸塩）について少し説明しましょう。

アリセプトは、アルツハイマー型認知症の治療薬として1999年に認可されました。

その後2014年9月になって「レビー小体型認知症にも効果がある」と追加承認されました。実際、アリセプトは使い方を間違えなければレビー患者にも効果があります。ところが、ここに重要な問題があります。

レビー患者には「薬物過敏」という特徴があります。一般の人の何倍も、ときには何十倍も、薬が効いてしまうのです。それは当然、重大な副作用につながります。

「それなら医者が、この人はレビーだからと判断して少量投与すればよいだろう」

そう考えるのが当然です。ところが、アリセプトという薬には「3㎎からスタートして1~2週間後に便秘などの副作用がなければ5㎎に増やさなければいけない」という半強制的な増量規定があります。この増量規定に従わなければ効かない、という理由で、もし少量投与したら保険薬として認めてもらえないのです。

レビーなのにアルツハイマーと誤診されてアリセプトやメマリーが投与され、佳恵さんと同じような状態に陥ってしまう患者さんは以前からたくさんいました。現在はレビー患者にもアリセプトを堂々と処方できることになったので、たとえ誤診したとしても規定上の間違った投与にはならないわけですが、それはレビー患者の「薬物過敏」を無視した、とんでもない治療であることに変わりはないわけです。

アリセプトは決して悪魔の薬ではなく、うまく使いこなせばとても良い薬です。ところがこのようなまったく意味のない増量規定があるために、多くの認知症患者さんが寝たきりから死に追いやられています。あるいは、患者さんを大暴れさせて日本中の介護者を困らせています。レビー患者だけでなく、認知症の病型の一つである前頭側頭型認知症（＝ピック病）でも同様の問題が起こっています。アルツハイマーの患者さんでさえ、アリセプトによって地獄に陥ることがあるのです。

これこそ、現在の認知症治療の最も大きな問題点であり「闇」なのです。もし皆さんが、在宅医療介護や認知症をテーマとした市民講座や各種講演などのパンフレットを手にする機会がありましたら、スポンサーの会社がどこになっているか、ぜひ確認してみてください。

この問題になんとか対応していこうというのが、河野和彦医師（名古屋フォレストクリニック）が開発した認知症の薬物療法「コウノメソッド」です。

認知症の問題点とコウノメソッドは本書の大きなテーマであるので、あとで詳しく述べていくことになります。

◉お孫さんの疑問が、おばあちゃんを救う

レビー小体型認知症の佳恵さんは、医師に処方されたメマリーの副作用によって意識障害という重大な副作用を起こし、寝たきりになって、ご飯も食べられない状態になっていました。しかし処方した主治医はメマリーの副作用とは考えなかったようです。

「認知症の末期だからしょうがない」

お決まり文句を伝え、それ以上の治療はしませんでした。

しかしながら僕は、この主治医を責めることはできないと思います。多くの町医者はレビー小体型認知症をきちんと診断できません。そしてそこに薬物過敏という落とし穴があるということも知りません。知らされてない、知ろうとしない、興味がない、と言うべきかもしれません。

したがってアリセプトなどの認知症中核薬の増量規定のどこに問題があるのかも、ふつうの医師にはわかりません。佳恵さんのような状態は、薬物過敏による副作用のせいではなく、「認知症の末期」と判断されるのです。僕のクリニックでは頻繁にそのような事例と遭遇します。それが現実なのです。

それでも、佳恵さんのお孫さんは、急激に弱っていったおばあちゃんを見て、何かがお

かしいと思ったのでしょう。インターネットで認知症の情報を検索し、河野医師のコウノメソッドを知り、その薬物療法を実践する「コウノメソッド実践医」を必死で探しました。そして、大阪梅田付近では一人しかいない実践医の僕を探しあて、クリニックに電話をしてきたのです。

意識障害に陥ってから1週間が経過していて、その間、佳恵さんはほとんど食事と水分を摂っていません。「死んでしまいます」というお孫さんの言葉は、決してオーバーではなく、あと数日後だったら脱水症で亡くなっていたでしょう。この電話が、佳恵さんの命を救ったのです。

◉たった10分で意識が回復

シチコリンの筋肉注射を僕がしたあと、グルタチオン1600㎎と生理食塩水200㎖の点滴が始まりました。お孫さんご夫婦は、点滴を受けている佳恵さんの様子をときどきちらちらと見ながら、僕の説明を聞いていました。

ご夫婦は、もうダメかもしれないと思っていたようで、とても心配そうでしたが、

「この点滴をして、明日からメマリーをやめれば、たぶんしゃんとしてくれはりますよ」

そんな僕の言葉に、少し安心したようでした。

そして、シチコリン筋注後15分ほど経過したときでした。僕の思惑どおり、佳恵さんはゆっくりと瞼を上げ、意識を回復させたことを示してくれました。

「ああっ、目が覚めました！」

お孫さんの奥さんがびっくりして高い声をあげました。佳恵さんの目を見ると、眼球が動いています。僕が「意識、回復しましたね」と言うと、お孫さんも歓声をあげました。

それから30分くらいが経過したかと思います。グルタチオン1600mgも入りました。佳恵さんはこちらの呼びかけに答えるようになり、とうとうゆっくり半身を起こしてベッドに腰掛けることができました。

「佳恵さん、お水、飲める？」

僕が聞くと佳恵さんは大きくうなずき、はっきりとこう言いました。

「はい、のどが渇いておりました」

●奇跡ではない。コウノメソッドでは普通です

僕がやったのは、コウノメソッドで推奨されているようにシチコリンやグルタチオンを

注射して佳恵さんの意識障害を治しただけです。シチコリンは、寝てしまっている佳恵さんの意識の扉を「どん」と押してあげるような作用があります。またグルタチオンは脳内のドーパミンを増やして、カラダの動きを良くします。

僕は、メマリーはもう服用しないように伝え、リバスタッチという皮膚に貼る認知症中核薬を処方しました。もちろん、最小量です。

そしてコウノメソッド推奨のサプリメント、いわゆる『米ぬか脳活性食（フェルラ酸含有食品）』「お湯に溶いてもいいし、ヨーグルトに混ぜて食べてもいいから1日2本飲ませてみてね」と言って、置いていきました。

お孫さん夫婦はお二人で「ほんまに起きたなあ」「助かったわあ！」などと言い合って、涙目になりながら感激されていました。でもこのようなことは、河野先生やコウノメソッド実践医のクリニック（あるいは訪問診療の現場）では日常茶飯事のように起きています。「もう手の施しようがありません」と見放される患者さんも、薬の簡単な調整だけで復活して普通のお年寄りになってしまいます。間違った処方さえ正せば治るので、それは奇跡でもなんでもありません。

◉患者とそのご家族を救え！

僕は、佳恵さんはそのまま問題なく回復していくだろうと思いました。しかし念のために、年末の12月27日に再び往診してみました。

家にお邪魔して、お孫さん夫婦からの「とてもいいです、元気にしゃべってます」という声に安心しながら佳恵さんの部屋に入ってみると、なんと佳恵さんは床にしゃんと正座しているではありませんか。そして僕の姿を見るなり、丁寧にお辞儀をされました。僕もあわてて正座して、同じようにお辞儀をしてしまいました。

「今日はできそうやな」と思い、早速、改定長谷川式簡易知能評価スケール（HDS－R）をやってみることとしました。すると30点満点中5点と重度の認知症と言えますが、失点パターンに驚きました。計算がきちんとできて、3単語の思い出し（遅延再生）がまったくダメだったのです。これはアルツハイマー患者に特徴的なパターンです。次に、歩行状態を確認しました。あきらかな小刻み・すり足歩行でした。そして両肘を動かすとはっきりと関節固縮（ドーパミン不足兆候）を確認でき、明らかなパーキンソニズムがありました。これはまさにレビー患者の特徴です。しかし、僕たちコウノメソッド実践医は、ここで悩みこみません。「治すに熱心」で「診断に熱心」ではないからです。たとえ、MRI

や脳ＳＰＥＣＴといった高額検査をしても確実に診断できません。僕たちは、「アルツハイマー型」と「レビー小体型」が混在していると考え、それぞれの病気の特性を意識して、副作用を出さないように処方薬を最適調節するだけです。

無事年越しができ、お正月には、こたつでお孫さん夫婦と一緒に食事ができたそうです。そして１月10日の訪問診療時にはなんと、自力で家の結構急な階段を降りて来られたのです。１か月前は眠ったまま食べることさえままならなかった方も、こうして元気に回復します。

プロローグで紹介したお母ちゃんもそうですが、レビー小体型認知症で、薬物過敏性があるにもかかわらず、アリセプトやメマリーなどの認知症中核薬を処方されて寝たきりになる患者さんはとても多いのです。その多くは、歩けなくなって寝たきりのまま弱っていったり、むせてしまう、食べられないということから胃瘻（お腹に穴を開けて栄養を入れる）になったりしてしまいます。佳恵さんもそうなってしまう危険性が高かったのですが、いまではもう普通のちょっとおかしなことを言うおばあちゃんです。外見だけでは認知症かどうかもわからないほどです。

僕は、ただ注射と点滴をしてメマリーをやめさせただけです。

こういう患者さんが、日本全国にどれだけたくさんおられることでしょう。コウノメソッドを駆使できる町医者や在宅医がどこにでもいる世の中になれば、そのほとんどは解決するのにと、嘆かざるをえません。さらに無駄な医療費も大幅に削減できるのに……。

治そうとして悪化させる…認知症医療のひどい現状

◉認知症こそ、在宅で治すべき

僕は、コウノメソッドを駆使する在宅医です。

在宅医療が必要となるのは、末期がんや神経難病などの終末期を在宅で過ごす患者さん、あるいは何らかの理由で通院が困難な患者さんたちです。年齢で言えば、高齢者が圧倒的に多数になります。

在宅療養をしている高齢者のなかでも、救えるのに救われていない認知症患者さんが、この10年で非常に増えてきたと僕は実感しています。

したがって、在宅医療に本気で取り組むならば、「認知症医療」を避けて通ることはできません。しかし現在の認知症医療は、とんでもない矛盾を抱えています。このため在宅医療を始めた医師は、1年くらい続けると必ずこの問題にぶち当たるのです。

認知症患者さんは、可能な限り自宅療養すべきと僕は強く思います。

複雑な症例や特殊事情の場合を除き、認知症患者さんは、ご自宅で家族介護のもと暮らすのがベストなのは疑いの余地なしです。しかし、これから述べるような問題があるために、患者さんは精神病院や老人施設に押し込められてしまうことになります。

この問題を解決してくれるのは、いまのところコウノメソッド以外に僕は知りません。つまり、「コウノメソッドなくして、高齢者在宅医療は語れない」と、僕は確信しています。


コウノメソッドとは、どういうものなのでしょう。

それは第2章で詳しく説明したいと思いますが、その前に読者のみなさんと共有しておかなければならない重要な事項があります。それは、いまの認知症医療が抱える問題点がどこにあるか、ということです。重大な問題を抱える認知症医療があって、それに対して「では、どうしたらいいのか」という具体的な方策を考えたのが、コウノメソッドという薬物療法マニュアルだからです。

まずは、現在の認知症医療が抱える問題を理解しておきましょう。

◉「認知症＝精神疾患」ではないことを理解する

最近、テレビなどメディアでも数多く特集が組まれる認知症。一体なにが問題なんでしょうか？　それは、患者本人だけでなく家族全員、ひいては地域社会まで巻き込んでしまう。これこそが「認知症問題の核」なのです。

認知症は、がん・高血圧・感染症・骨折のような一般的な傷病と異なり、原因や症状が曖昧かつ多彩、さらに変化していくので治療の標的が特定できません。たとえば、高血圧症は「血圧を下げる」というとてもシンプルな治療目標であり、さらに血圧測定すれば良くなっているかどうかすぐにわかります。少し乱暴な言い方ですが、どんな医者にかかっても結果はさほど変わらないのです。

では、認知症患者さんを前にして、そもそも何を治療すればいいのでしょうか？　みなさんもよく考えてみてください。

認知症患者さんは、1日のうちで症状が変化することも珍しくありません。治療の標的が「曖昧」であり刻々と「変化」するため、最終的に「精神科」にまわされることが非常に多い。なぜかというと、「認知症＝精神疾患」ととらえる医師が非常に多いからではないかと僕は考えています。

精神科で治療する疾患の多くは「心因性（ココロ）」の患いであり、「曖昧」な治療が多い。ここでいう「曖昧」とは、検査をしても原因がはっきりせず、薬が効いているかどうかは、患者本人やご家族への「問診」が唯一の確認手段となることを意味します。認知症治療の現場では、ご家族や介護者の証言が唯一の情報源であり、「そういうのは精神科へ」と医師たちは考えるのかもしれません。

日本語は「曖昧」な言語で、その解釈は個人の価値観により変化します。家族内においても評価の違いがよくみられます。

たとえば、認知症患者（夫）の妻は「最近よくなってます」と言えば、その娘は「あんまり変わってないよ」、息子は「なんかちょっと悪くなってんちゃう？」と。こういう現象は現場でよく経験します。多くの医師は、ご家族の言うことにまとまりがないと焦って混乱してしまい、「じゃあ、専門の病院を紹介しますね」と笑顔で逃げてしまうのです。

精神科で多く取り扱う心因性疾患は、比較的若い人が多く、脳の機能は正常で、「ココロ」に強いストレスが加わり、感情・思考・行動などが正常でなくなってしまう病気です。いわゆる、「うつ病」や「双極性障害（躁うつ病）」などはみなさん聞いたことがあると思います。「統合失調症（精神分裂病）」も有名で、遺伝性だとか脳神経異常だとかさまざまな原因説がありますが、まったくはっきりしない「曖昧」なものです。統合失調症の症状は、非常に多彩で個人差があり刻々と変動するため、その治療内容は、巷でなされている認知症治療と非常によく似ていると言えます。

しかし、精神科の心因性疾患と認知症の〝症状〟は似ているのですが、疾患としては似て非なるもの。両者の大きな違いは、「脳の機能異常」が認知症のベースにあるということです。もう一つは、「ストレスの質と量」が異なるということです。

うつ病患者さんは問診によりある程度ストレスの質と量が予測できます。しかし認知症患者さんにおいては、僕たち健常人では到底計り知れないストレスが加わった状態と考えられ、それを予測することはできません。

高齢認知症の場合、「老化」と「病気」との境界がたいへん不明瞭です。老化による脳機能の衰退と、病気による脳機能の異常が複雑に重なり絡み合っているため、症状の個人差がとても大きい。さらに、家族関係や生活環境、身体状況までもが症状に大きく影響するため、非常に多面的かつ緻密でフレキシブルな治療戦略が必要となってくるのです。

少し説明が長くなりましたがまとめると、認知症を「一般的な傷病」や「精神科疾患」と同じように治療しようとしても、まったく的を射ておらず、うまくいかないことが多いということです。

◉薬のせいで暴れる患者さん（陽性症状）

それでは認知症についてもう少し詳しく説明していきましょう。

認知症を「障害」という側面で見ると、大きく3つに大別することができます。「記憶障害系」「行動障害系」「歩行障害系」です。みなさんは認知症というと、まっさきに「物忘れがひどくなる病気」だと思うことでしょう。実は、「物忘れがあまりない認知症」というのも存在するのです。物忘れはないけれど、やることがおかしい。言ってることはおかしいけど、最近のことはきちんと覚えている。会話もできて元気もあるけど、歩こうとしない。といった感じです。

認知症には「中核症状」と呼ばれる核となる症状があります。症状のひどさや出現してくる順番の差はありますが、進行したすべての認知症患者さんに普遍的に観察される症状であり、大きく3つあることを覚えてください。「記憶障害」「見当識障害」「実行（認知）機能障害」です。記憶障害とは、文字どおり記憶ができなくなること。見当識障害とは時間や方向感覚が失われることで、迷子の原因になります。実行機能障害とは、自立した生活ができなくなることで、トイレや料理などができなくなります。

すべての認知症患者さんに普遍的に現れる中核症状に対し、多彩で個人差があり刻々と変化する症状を「周辺症状」といいます。認知症医療の現場では、症状の発生要因に着目した表現として「BPSD（Behavioral and Psychological Symptoms of Dementia）：行動・心理障害」という略語がよく使われます。すべての患者に普遍的に現れる中核症状に対し、患者によって出たり出なかったり、発現する種類に差が生じます。「周辺症状」の代表的な症状としては、幻視、妄想、徘徊、異食、収集、不眠、抑うつ、不安、焦り、暴言、暴力、性的言動などがありますが、その程度は個人差があり千差万別です。

また「周辺症状」はさらに2種類に大別できます。ものすごくハイテンションになって興奮する「陽性症状」。ものすごく落ち込んでうつっぽくなって会話も食事もしなくなる「陰性症状」の2種類です。

陽性症状が激しくなる代表格は、前頭側頭型認知症に含まれるピック病と呼ばれる病型です。ピック病は50歳代の比較的若い人にもみられる認知症ということをぜひ覚えておいてください。普通の常識的な人は、社会的に「こんなことをしてはいけない」という抑制がかかって自分の行動をコントロールしていますが、ピック病になるとそれができなくなってしまいます。これを「脱抑制」と言います。お店で欲しいと思ったら、気持ちを抑えきれずにそのまま持ってきてしまいます。本人は「欲しいから持ってきた」のですが、それは一般的には「万引き」と呼ばれる犯罪ですから警察に捕まってしまいます。実は、これが社会問題になっています。どういうことかというと、ピック病を知る医師があまりにも少なく、医学診断がなされずに冤罪のまま何年も刑務所に入れられてしまいます。芸能人の麻薬事件は大々的に報道されますが、ピック病の冤罪は新聞の小さな記事程度です。

脱抑制についてもう少し説明します。行列に割り込むような人を見かけたら、見知らぬ他人でも、まわりがびっくりするような大声をあげて叱りつけたり、いきなり暴力を振るったりします。本人にとっては当たり前の正義ですが、やはり社会的には「してはいけないこと」です。これも警察のやっかいになりかねません。

ご家族にも居丈高になって、すべてのことに激怒し、暴言を吐き、暴力も振るいます。温厚で優しい人だったのに、ピック病になったとたんに、いつも怒鳴り散らして暴れる乱暴者になってしまうのです。介護どころではありません。

記憶障害だけの患者さんなら、介護は多少たいへんではあっても自宅療養は継続できるでしょう。しかし興奮して暴れている患者さんを、毎日毎晩四六時中見てコントロールしていくというのは、家族全員が疲弊してしまい、まず不可能です。

そうなるとご家族は施設にあずけたり入院させたり、という選択を取らざるをえません（施設の具体的な内容については第3章で説明します）。

ところが、そういう陽性症状の激しい認知症患者さんを受け入れてくれる施設も病院も十分に整備されているわけではありません。幸いに入れたとしても、介護者が疲弊していくため、担当医が仕方なく強い抗精神病薬を投与し、患者さんは寝たきりにさせられてしまうことがほとんどです。

ひどく興奮して介護者を困らせるのは、ピック病の患者さんだけではありません。レビー小体型認知症やアルツハイマー型認知症の患者さんで、初期はとても穏やかであっても、進行していくとピック病のように変貌していく患者さんも大勢いらっしゃいます。僕らはこれを「ピック化」と呼んでいます。

怒って暴れている認知症患者さんの多くに共通していることがあります。それは、中核症状を治療するための認知症中核薬（アリセプトなど）の副作用で興奮しているケースがほとんどなのです。前述した「増量規定」を頑なに守る医師は薬の副作用とは考えず、「認知症が進行してこうなった」と説明します。

ただし一般的な医師の立場からすれば、そのような処方も仕方ない、というのが現在の状況です。

何度もくり返しますが、認知症中核薬には魔の増量規定があります。最初に発売されたアリセプトは、最初は3mgからスタートして副作用がなければ1〜2週間後からは5mgに増量しなければいけない薬です。医者が「興奮するといけないから1・5mgにしよう」などと、患者さんの症状に合わせて処方してはいけないのです。その結果が、多くの悲劇を呼んでいます。

多くの医師がこの事実を知らないで真面目に規定どおりに処方しています。規定があるのですから、それは当然なのです。しかし結果として、患者さんは「困ったちゃん」にさせられ、施設や病院に送られて精神科の強い薬で「鎮静」され、そのままもう家には戻ってこれない、ということになってしまうのです。

僕もかつてこれをやっていた罪深い医師です。そして、いまも多くの医師がやっていることなのです。

◉元気がなくなり食事もしない、それも副作用（陰性症状）

次に、意欲や元気がなくなって落ち込んでしまう認知症患者さんもいます。意識レベルが低下（意識障害）して、起きているのか寝ているのかわからないようになることもあります。「陰性症状」と呼ばれる周辺症状です。

陰性症状の中でも介護する人にとっていちばん困る症状は、ご飯を食べてくれない、ということでしょう。時間をかけてお昼を食べさせて、やれやれと思ったらもう夕飯を支度する時間になっていた、というご家族の嘆きはよく耳にします。

また、明るくて誰からも尊敬される人格者だった人が深刻な顔で室内に引きこもり、話しかけても黙っている状態になれば、ご家族の心配はつのります。認知症は、陽性症状だけでなく陰性症状も、介護するご家族をとても辛い日々に突き落とすことになるのです。

とくにレビー小体型認知症が進行すると、陰性症状がひどくなることがあります。見た目はうつ病のようですから、認知症専門医や精神科医は若い人と同じように抗うつ薬を処方します。しかし患者さんは「うつ病」ではなく、認知症の周辺症状として「抑うつ状態」になっているだけです。抗うつ薬の効果は限定的であり、内服を継続すると患者さんの脳内はますます混乱するだけです。

あるいは、陰性症状そのものが薬の副作用であることも少なくありません。

たとえば、陽性症状を起こして暴れている患者さんに対して、それを抑制するためにリスパダールという強い抗精神病薬が投与されます。その結果として、患者さんはぐったりしています。そもそも「暴れている」という陽性症状自体がアリセプトなどの認知症中核薬の副作用なのに、その副作用をさらに精神科の薬で鎮めるという、わけのわからない状態にさせられていることも少なくありません。

さらに、薬物過敏性のあるレビー小体型認知症の患者さんにアリセプトなどを「規定どおりに」投与すると、脳内が混乱し歩けなくなってしまいます。意識障害がひどくなり、そっくり返って寝たきりになってしまいます。飲むことも食べることもできなくなり、医師から「認知症の末期です」と言われる状況になってしまうのです。プロローグや本章の冒頭で紹介した患者さんのパターンです。

いずれにしても、医師は薬剤の副作用で患者さんがおかしくなっていることに気づいておらず、ご家族には「認知症の進行した状態」と説明されているケースを僕は数多く経験しました。ご家族は、まさか医師が間違ったことを言うとは思わず、入院を勧められたら納得して入院させるしかありません。入院しても本当の問題は気づかれないままですから、たいていはそのまま「帰らぬ人」となってしまうのです。

◉「治る」ということの意味

恐ろしいのは、このような患者さん不在の処方をするのが、認知症の専門家と呼ばれている神経内科や精神科の医師であるということです。河野先生は「最も信頼されるべき大学病院のえらい先生ほど患者さんや介護者を苦しめるパニック処方をしている」と、指摘しています。

コウノメソッドを実践している医師（コウノメソッド実践医）の多くは、普通の町医者です。権威も信頼も、大学病院の教授に比べれば月とスッポンでしょう。しかし、実際は市井の町医者（コウノメソッド実践医）しか認知症患者さんを救うことができないのです。一般の人は「大学病院だから安心、教授のえらい先生だから心配ない、間違いはない」と考えているわけですから、ここにも大きな落とし穴があります。

患者さんをパニック処方から解放し、もとの穏やかで明るい人格に戻して、介護するご家族と幸せに在宅療養が可能となるようにできるのは、まだ全国に350名くらいしかいない、コウノメソッドを実践する町医者しかいないのです。

コウノメソッドでも、認知症患者さんの中核症状、つまり記憶ができない、家事や仕事ができない、着替えや食事が一人ではできない、といった症状を治すことは簡単ではありません。改善することもありますが、もとの状態に戻ることはまれです。進行を遅らせることはできても、長期的には悪化していきます。認知症の中核症状がなぜ治らないのかというと、脳細胞がダメージを受けて機能障害を起こしているからです。脳細胞は再生できないので、風邪やインフルエンザが治るように「認知症が治る」ということはありません。現在の医療では、それはまだまだ難しいわけです。

しかし、さまざまな周辺症状は（陽性症状も陰性症状も）、コウノメソッドで治すことができます。一般的に行われている認知症医療の薬害によって起こっている症状なら、もっと簡単に治ります（薬をやめればいいだけですから）。

「周辺症状が治っても中核症状が治らないなら認知症が治ったとは言えないのではないか」そう言われることがあります。しかし、認知症の周辺症状が治れば、ご家族の疲弊は軽減しご自宅でとくに問題もなく療養が可能になるのです。高齢な患者さんにとってはたくさんの時間が残されているわけではないかもしれませんが、それでも残りの余生をご家族と一緒に幸せに過ごすことはできます。それは、患者さん本人にとってもご家族にとっても貴重な時間となるでしょう。患者さんが医療のせいで病院で寝たきりになっているのと比べれば、はるかに幸せな状態とは思いませんか？

国の医療費といったドライな問題でも、それは大きな解決になります。さらに、介護者として奪われてしまう労働力を救うことにもつながるでしょう。周辺症状を治すことができれば、認知症問題のほとんどは解決するのです。患者さんのご家族も「それで十分」と喜んでくれることがほとんどです。

周辺症状が改善して介護するご家族と良い関係を保てるようになると、思いがけず中核症状が改善することもあります。周辺症状が激しく出ているということは患者さんにとっても相当なストレスが高まっているということですから、それが中核症状の悪化をエスカレートさせている可能性もあるわけです。それが周辺症状の緩和によっておさえられるのです。

周辺症状を改善して認知症の問題が解決できれば、「ご家族や社会が困っている認知症」は治ったことになります。中核症状を治そうとしてたくさんの中核薬を服用させ、結果として副作用で周辺症状を悪化させている現在の認知症医療（中核薬の増量規定）は、そのまったく逆をやっているわけです。

コウノメソッドとの運命の出会い

◉僕もアリセプトをガンガン出していた

認知症医療が抱えている「抗認知症薬の増量規定」による副作用の問題は、決して特別なケースの話ではありません。日本全国で、ごく普通に行われている認知症医療で見られる実態です。

もちろん、アリセプトなどの中核薬を規定どおりの用量で服用しても、とくに問題なく調子が良いアルツハイマー型認知症の患者さんも少なからずおられます。

アルツハイマー型の患者さんのなかには、穏やかで周辺症状が目立たない患者さんも少なくありません。そういう患者さんが定められた増量規定の用量でアリセプトを服用しても、暴れるようなことはありません。アリセプトによって認知機能が改善して認知症が治ることはありませんが、物忘れの度合いが少し良くなる、数年間のあいだ悪化するのを長引かせる、という効果は十分期待できます。

問題は、増量規定で決められた用量を服用するとおかしくなってしまう患者さんもたくさんいる、ということです。そのことになんら配慮されることなく、同じように一律に増量せよという規定があることが、いちばんの問題なのです。

くり返しますが、医師はこの問題を知らされてはいません。製薬会社は、そんな（副作用の）事実はないと考えています。認知症学会も国も、製薬会社と同じ考えです。普通の医師は、そこに異議を唱えることはありません。唱えようとしても、できないことが普通でしょう。河野先生が例外なのです。

僕も、そんな普通の医師の一人でした。だから、こんなタイトルの本になってしまったのです。

僕は認知症患者さんに対して、間違った治療をやっていました。河野先生の存在に出会ってそのことに気づき、愕然となりました。そして、コウノメソッドを勉強してコウノメソッド実践医となりました。

そこに至る経緯を、少しお話ししてみようと思います。

◉野口英世のような医者になりたい

僕は小さいころから、ずっと医者になりたいと思っていました。明確に覚えているのは、小学校3年生の夏休みに読んだ「漫画で読む野口英世」という本です。偉人の伝記を漫画で読ませる、よくある類の本でした。僕はその本に熱中し、どこへ行くにも持ち歩き、何十回と読み返しました。

野口先生は医学を科学ととらえ、今日の細菌学に多大な貢献を果たしました。抗生物質はなく免疫学もほとんどよくわかってない時代に、人々のために病原菌に立ち向かっていきました。その勇気に、僕は感動してしまったのです。

「野口先生のような立派な医者になりたい」

はっきりと、そう意識したのを覚えています。

そして東海中学、東海高校という、東海地区では医学部進学率トップクラスの学校に入り、愛媛大学医学部へ進みました。

僕は医者になる道を順調に進んでいましたが、決して真面目な医学生とは言えませんでした。高校時代からやっていたバンド活動は大学生になってさらにエスカレートし、その後マイナーレーベルからデビューしないかという話までもらえるようになりました。

ギターの練習や作曲をしていないときは、熱帯魚の飼育に夢中でした。アパートには立派な水槽をいくつも並べ、アマゾン（南米を流れる本当のアマゾン川）から輸入した貴重な魚を何種類も飼育していました。

凝り性なので、研究し始めたらとことん進んでしまいます。アマゾン原産の熱帯魚を日本で飼育するために、どのような水質を維持すべきなのか、大学の研究室を拝借して水質検査をくり返したりしていました。

大学が終わったら、アルバイト先に直行です。そこは、熱帯魚の専門店でした。そして、たまに休みの日があればブラックバス釣りに明け暮れていたのです。

おかげで、僕は大学を1年留年しました。医学部2回生のとき、たった1科目「生理学」という基礎学科だけまったく合格点が取れず落第。その翌年は、この「生理学」1科目だけを受講する学生生活となり、膨大な自由時間が手に入り、多くの雑学を学ぶことができました。さらに、「生理学」をじっくり掘り下げ、時間をかけて勉強できたおかげで、ヒトの根源である生命現象とそのメカニズムについて、人前で語れるぐらいにもなりました。

この生理学留年で培った知識は20年前のことですが、現在の診療にも大いに活かされています。

◉腎臓移植のスペシャリストをめざす

4回生のとき、またしても試験に失敗しました。それは「泌尿器科学」という臨床学科でした。確か52点だったと記憶しています（60点以上で合格）。「また留年かぁ〜」とほぼ諦めていましたが、教授のご厚情を賜ることができました。4回生の夏休み期間中は毎日、泌尿器科病院業務の手伝い（雑用）とレポート作成を完遂しました。泌尿器科疾患について計100枚を超えるレポートを書き上げたことが自信につながり、泌尿器科医の道を歩む決断をしたのです。

もう一つ決断した理由があります。僕は、泌尿器科に魅力を感じてもいました。一つは、泌尿器というのが「水」と深い関係のある臓器だからです。

熱帯魚マニアの僕は、水ほど生命に重要なものはないということを、いやというほど理解していました。それはもちろんヒトも同様です。動物ばかりではなく、植物もそうです。水こそ、生命の源なのです。

また、僕は腎臓移植に強い関心を抱くようになりました。それは、腎臓移植という治療は本当に劇的に「治す」ことができるからです。それは、医学という科学の圧倒的な強さを示すことができる分野でした。

医師1年目で、僕はそれを目の当たりにしました。生まれたときから腎臓がうまくはたらかず、小さいころから透析を受けていた女の子が入院してきたのです。彼女は高校生でしたが、顔は青白く、心もすっかり落ち込んでいるようでした。初めて見たとき、まるで幽霊のように見えたのを覚えています。

その彼女が、母親の腎臓を移植する手術を受けました。その1週間後、彼女は見違えるように変わったのです。顔色はピンク色で、表情も言葉も1週間前がウソのように明るい。幽霊みたいだった女の子が、普通のキャピキャピの女子高生に戻りました。まさに劇的でした。

お母さんから腎臓をもらって、それが機能したとたん、これだけ変わるのです。腎臓移植という治療が彼女の人生を変えたのだと、僕は思いました。

コウノメソッドを編み出した河野先生は「医者は治してなんぼ」と、よくおっしゃいます。僕自身も、ただ患者さんのために行動できる医者になりたい、野口先生のように……という思いだけで勉強していました。当時河野先生のことなどまったく知りませんでしたが、ドラスティックに劇的に「治す」腎臓移植に大きな興味を持ったのです。

◉現代医学の限界に直面する

ところが、僕は挫折します。

その後、愛媛大学医学部泌尿器科の教授に頼み込み、大阪大学医学部泌尿器科に大学院生として国内留学させていただきました。そして、毎日研究室に閉じこもってマウスの腎臓移植ばかりやっていました。

たしかに、ネズミの極細の血管をつなげる技術は身につきました。しかし、いくら腎移植で患者さんを救っても、腎不全になる患者さんはあとを断ちません。先天的な病気ならともかく、腎臓をダメにしてしまうII型糖尿病は予防できる生活習慣病です。であるにもかかわらず、世の中には糖尿病の患者さんが増える一方です。そして透析患者さんも増える一方なのです。

たくさんの人が糖尿病になるのを待って、糖尿病の治療を行っている。そして合併症が起こって腎臓がダメになったら、透析という患者さんの命を救う素晴らしい方法がある。たしかに医学は進歩してたくさんの命を救っていますが、考えてみれば現代医学というのはいつも後手後手です。腎移植も同様で、「多くの人が腎不全にならないためにどうするか」という発想はほとんどありません。

透析学会へ行ってみても、最新の治療法の話題ばかりで「腎不全にしないための患者教育」といった演題は皆無です。僕は「ちょっと違うんちゃう？　医者はもっとやるべきことあるんやないの？」って、そんな気がしていました。

日本では毎年とんでもない額の医療費が湯水のように使われています。大学病院では高額な薬も検査も当たり前のように消費されているので、その場にいると経済感覚がマヒしてしまうのです。

僕は、現代医学というものが少し現実的ではないもののような気がしてきました。患者さんのためになることを医師が思うようにできない、それが現代医学であるように思えてきたのです。

「こんなことしてるより、患者さんを減らす医療をせなあかんのやないか……」

象牙の塔にこもって日夜ネズミの腎移植ばかりやっていた僕は、自分が信じて邁進している現代医学が、じつは患者不在のマニアの世界にすぎないのではないかと考えるようになっていたのです。

「こんな医療をいくら続けても、病人の数を減らすことは一向にできない！」

そう考えた僕は、無理して入れていただいた大学を辞めてしまいました。

◉世界に飛び出して得た貴重な出会い

医者は、大学を卒業したあと、さまざまな病院で臨床研修を積んで、ようやく一人前になっていきます。そうした医療機関の就職先は、大学の医局が世話をしてくれるものです。大病院の人脈、大学閥というものは、そんなふうにできているわけです。

阪大の医学部を辞めた僕は、そこを紹介してくれた愛媛大学医学部泌尿器科の教授の顔にも泥を塗ってしまいました。僕はとたんに無職になり、今後進んでいくべき道も消えてなくなりました。

いくら現代医学の限界を感じたとはいっても、このような無謀な選択をする医師はいないと思います。

しかし僕は、もちろん「医者として人々の役に立つ」という夢を捨てたわけではありません。現代医学とは少し違う道から、医療を眺めてみようと思っていました。その大きなきっかけの一つとなったのが、アンドルー・ワイル博士のたくさんの著作でした。

世界には、科学的には証明されてはいないものの、経験的に「効果がある」と理解されて人々に実践されている「民間療法」がたくさんあります。それは自然療法であり、患者さんのカラダを全体的にとらえる全人的統合医療であり、またそこでは僕が関心を覚えていた予防医学にも大きな比重が置かれています。

僕は、これまで学んできた現代医学の技術や知識をベースとしつつ、このような人間を全体的にとらえる代替医療のノウハウや人脈も身につけたいと考え、バリ島、フィンランド、イタリアなどの世界各地を放浪しました。

いま考えれば、目の前にある医師へのレールをみずから外れ、自分で考えて行動していったことによって、僕はさまざまな貴重な出会いを得ることができました。医学者以外の人々との人脈もそうですし、アロマセラピー、点滴療法、そしてコウノメソッドもその一つです。

僕は、もともと高齢者を対象とする訪問診療を行うために、そこで必要な修業や研修を行うために、行動していたわけでは決してありません。「人を助ける医療」を目指したいというベースは変わらず持っていたものの、将来の展望や計画性などは皆無で、ただそのとき自分の興味を引く事象にふらふらと付いていっただけでした。

そうした雑多な出会いが、いますべて「在宅の高齢者の全体を最後まで診る」という現在の仕事に結びついてきました。その具体的な内容についてはあとの章で述べていくことにして、ここでは僕と認知症治療との関わりにお話を進めていくことにしましょう。

◉認知症患者さんと初めての遭遇

僕が認知症と出会ったのは2009年、33歳のときでした。

大学を辞めてしばらくして、僕はバイト先の救命救急病院で知り合った調剤薬局の経営者から「横浜で老人施設への訪問診療を行うクリニックを立ち上げたい、そこで院長をやってみないか」と誘われました。在宅医療なんてまったく知りませんでしたが、なんだか面白そうだったのでやってみることにしました。

僕は大阪に住んでいましたが、週3回は横浜まで行って高齢者施設の訪問診療を行うようになりました。

高齢者を全身的に診ていく訪問診療は、問題なくこなせるだろうと思っていました。これまでの腎不全医療で鍛えたおかげで外科的な治療や処置などはお手のものですし、腎臓病を含めた泌尿器科系の病気はもちろん、高血圧、糖尿病、心臓病、感染症などの疾患にも泌尿器科医として深くかかわってきました。考えてみれば、高齢者の疾患のほとんどは診療できるようになっていたのです。

ところが、認知症だけはまったく未知の病気でした。

初めて施設を訪問したとき、施設内を一心不乱に歩いている人がいました。目的もなく、ただ黙って、真剣な顔をして歩き回り続けているのです。「こんにちは」と声をかけると、立ち止まって「わーっ」と大きな声を出してきました。僕はびびって、反射的にあとずさりました。これが認知症か、と思いました。

◉全員にアリセプトを処方するが……

高齢者施設には、認知症の高齢者がたくさんいました。

認知症のことはまったく知らなかったので、どのような治療を行えばよいのかまったくわかりません。とにかく勉強しようと思って、認知症関連の本を20冊くらい買って読み漁りました。そしてアリセプトという薬があることを知った僕は、発売元の担当者に電話をし、すぐにアリセプトの勉強会を開催してもらいました。付け焼き刃の知識をもとに、訪問する施設にいたアルツハイマー型だろうと思った認知症患者さん全員にアリセプトを処方しました。アリセプトを処方した患者さんは、100名近くにものぼりました。

間もなく、製薬会社の担当者とその上司2名（部長と所長）がやってきました。急にたくさんの薬を処方したので、びっくりして挨拶に来たのです。僕は規定どおりに3㎎の用量から処方していましたが、営業マンは「2週間たったら5㎎に増やしてください。そうしないと効きませんし、保険審査で切られますよ」と熱心に勧めるので、「あ、そうですか」と言って、みんな5㎎に増量しました。

ところが、アリセプトを投与しても患者さんは落ち着いてくれません。2週間に一度の訪問診療で診たかぎりでは、アリセプトが何かに効いたという印象はありませんでした。暴れ出した患者さんに対しては、結局はリスパダールやセロクエルといった精神科の薬を処方せざるをえませんでした。精神科の薬を服用した患者さんは、みんな大人しくなります。寝てしまうからです。

また、アリセプトを処方して1年くらい経過すると、患者さんたちに気になることが起こり始めました。やたら怒る人が増えてきたのです。それから、転んで頭を打った患者さんも何名も出てきました。パーキンソン病のように歩き方がぎこちなくなる症状が現れたのです。

今度は神経内科の本を読みあさり、すり足歩行や振戦などのパーキンソン症状を認めた患者さんに抗パーキンソン薬をマニュアルどおりの用法用量で出しました。もちろんアリセプトは5㎎のままです。「減らしたらいけません」と言われていましたから、アリセプトはそのままにして抗パーキンソン薬を足したわけです。

すると今度は、幻覚が出始めました。虫がうじゃうじゃいる、子どもが部屋にいる、死んだ姉が立っている……。施設は大騒ぎになって、スタッフから「なんとかしてください」と泣きつかれました。仕方ないので抗精神病薬を増やします。やはり、みんな寝てしまいます。でも、施設からはお礼を言われました。

しかし僕は、この医療はちょっとおかしいな、これを続けてたらまずいやろう、と思い始めていました。友人の精神科医や神経内科医にいろいろと聞いてみましたが、返事は「それは認知症が進行してるんやからしゃあないよ」「みんなそんな処方やで」というものでした。

（認知症治療って、どないなっとんねん……）

僕は不気味な不信感にとらわれるばかりでした。

◉コウノメソッドを在宅医療の武器に

僕は焦燥感に駆られ、当時ハマっていた代替医療でなんとかならないかと、いろいろと調べました。認知症にアロマセラピーが効果ある、という話も聞いていました。そのことを思い出してインターネットで検索していくうちに、河野先生の『重度認知症をハーブエキスで治す』（みずほ出版新社、2010年）という本に出会ったのです。

これは河野先生が自分の生い立ちを軸に認知症医療について書かれた一般書で、ドクターコウノの本としてはかなりマイナーです。しかし僕は、タイトルが気になりました。「重度認知症をハーブエキスで治すって、そんなん無理やろ（笑）」

これが正直な印象でした。「しかも自分の名前を治療メソッドにつけてるやん、このおっさん（笑）」みたいな、眉唾感が満載の第一印象でした。

でも、何か気になったのでしょう。怪しい感じがしましたが、一方で不思議な好奇心も感じたので、僕はその本を取り寄せて読んでみることにしました。すると驚いたことに、そこに誰一人として言ってなかった「アリセプトの真実」が書かれてあったのです。

アリセプトのことばかりではありません。

河野先生は、ほとんどの臨床医が認知症治療など真剣に考えていなかった時代から膨大な数の認知症患者さんを診つづけ、どんな教科書にも載っていないきわめて現実的な、患者さん（とご家族）のためを第一義とした、独自の治療体系をつくり続けていました。

この本はサブタイトルに「反骨の治療書『コウノメソッド』誕生秘話」とありますが、このサブタイトルこそ、本書の本当の価値を示していたのです。

僕は読み進めながら、何度も「キミの疑問は間違ってなかったんだよ。コウノメソッドでやってごらん」と、耳元でささやかれている気がしました。

ちなみにこの本のタイトルにある「ハーブエキス」とは、僕が探していたアロマセラピーとはまったく関係のないサプリメントのことでした。コウノメソッドではなくてはならない、米ぬか成分のフェルラ酸とガーデンアンゼリカという薬草でつくられた『米ぬか脳活性食』のことです。

僕は河野先生の重要な著作をすべて読んで、コウノメソッドの知識をひととおり頭に詰め込みました。

そして、大阪でスタートさせていたクリニックを法人化した２０１３年にコウノメソッド実践医に登録しました。この認知症薬物療法マニュアルを僕の在宅医療の重要な武器の一つにしたのです。

第2章

コウノメソッドこそが、あなたの大切な人を救う

症例

地域問題になってしまったおばあちゃん

◉アリセプトを飲んだら徘徊が始まった

松橋智美さん（仮名・88歳）は、ご自宅の一軒家で60代の息子さんと二人暮らしです。数か月ほど前、息子さんが「お母さんの物忘れがひどくなった」と近所のかかりつけ医に相談したところ、アリセプト5㎎が処方されました。

息子さんは「ああ、そうなんや」と言って、素直にアリセプトを毎日服用させていたそうです。全身的にはとても健康で、ほかには血圧の薬を飲んでいるだけでした。

しかしアリセプトの服用を開始すると、智美さんに変化が現れました。いつもは自分の部屋に座っておとなしくテレビを見たり新聞を読んだりしているのに、妙にそわそわして家のなかを歩き回ります。そのうち外に出て、迷子になってしまうようになりました。

最近になってそれがひどくなった、ということで、地域包括支援センターの担当ケアマネージャーから当クリニックに往診依頼の連絡が入ったのです。

◉歩き回って、ご近所に「ピンポン攻撃」？

ケアマネージャーが急いで動いたのは、役所に苦情が殺到したからです。

日中は息子さんが仕事で出かけてしまうので、智美さんは家に一人です。やがて落ち着かなくなって外に歩きだしてしまうのですが、近所を歩いているだけでも自分がどこにいるのかわからなくなってしまいます。

そうなると目についた家のインターホンを「ピンポン」と鳴らし、

「ごめんください、わたしは、どこへ帰ればええんやろか」

「ここはどこですか？」

「そんで、あなたはどなたはんですか？」

そんなふうに質問攻めにします。智美さんのことを知っているお宅なら家まで連れて帰ってくれますが、見たこともないおばあちゃんがそこにいたら、たいていは「わかりません、ごめんなさい」ということになります。

ところが智美さんは、「ああ、そうですか」とお別れしたとたん、また「ピンポ～ン」。「ごめんください、わたしの家はどこやろか？」と始まるのです。

そういうことを一日20軒くらいやっていたのですから、「あのおばあちゃん、放っておいたら危ないんちゃう？」という連絡が役所に殺到するのも当然でした。

ケアマネさんは、智美さんを連れてかかりつけ医にも相談しました。しかし、智美さんを昔から診ているこのおじいちゃん先生にもお手上げで、「アリセプト出してるから、もうほかにやることはない」ということでした。

そこで認知症を在宅で診ている僕に白羽の矢が立ったわけです。

しかし当初は息子さんが「往診はいらん」と言って、なかなか首を縦に振らなかったようです。医者に家の中を見せたくなかったのでしょう。

その理由は、僕が最初に訪問したときにわかりました。家の中がものすごく汚いのです。とくに、智美さんの生活圏である1階はひどいものでした。何年も掃除はいっさいしていませんし、というほどホコリだらけでした。キッチンの流しには汚れた食器が山となっているし、床はところどころ濡れて湿っています。台所のゴミ箱にはコバエのパラダイス。ベッドの掛け布団は、白いカバーが茶色く変色していました。触ると、やはり湿っています。保健衛生的には最悪の環境です。

息子さんは悪い人ではありませんが、このような状態では自分がきちんと介護していないと思われるのではないか、もしかしたら虐待しているだろうと追求されるかもしれない、そんなふうに考えていたのかもしれません。

結局、包括支援センターのスタッフや近所の人たちの説得で息子さんのＯＫが出て僕が来たわけですが、訪問診療時に息子さんが顔を出すことはありませんでした。

◉1週間で徘徊がなくなる

最初の訪問のとき家の中の汚さにはびっくりさせられましたが、出てきた智美さんはとっても小柄でニコニコの笑顔で、「まあセンセ〜、よう来てくれはりましたな〜」と温かく迎えてくれました。このように穏やかで社交的なのは、アルツハイマーの患者さんの特徴です。

腕の関節を動かしてみても、歩き方などを見ても、レビー小体型認知症などで現れるパーキンソン症状（パーキンソニズム）は出ていません。僕は「これは環境を整えればとくに問題はなくなる、いわゆる普通のアルツハイマーやな」とすぐに確信しました。アリセプトの服用で興奮してしまっているだけなのです。

僕はアリセプトの服用を中止し、リバスタッチパッチ（皮膚に貼る認知症中核薬）4・5㎎と、陽性症状を鎮めるためにコウノメソッドで使われる抑制系薬剤、グラマリール25

mgを朝食後1錠・夕食後1錠で処方しました。

たまたま近所の薬屋さんの薬剤師の方が典型的な「大阪のおばちゃん（僕はお姉さんと思ってますので……）」で、「わたしが毎日見に行ってあげるから」って、頼もしく言ってくれました。ただしコウノメソッドの処方は常識とはかなり違うので、最初はこのおばちゃんも僕の処方に否定的でした。

「あのね～、センセ～、ご存知かもしれませんけど、リバスタッチは18mgまで上げなあかんのですよ。4・5mgのままでいいんですか？」

「いや、これは4・5のままでいいの。まあだまされたと思って経過みててくださいな」

僕はにっこり笑っておばちゃんの反撃をいなし、なんとか4・5mgのまま継続しました。智美さんは1週間で落ち着き、それからは徘徊もピタッと止まりました。手当たり次第にピンポンすることもなくなりました。

そうなったらなったで、近所の人たちは気になるのでしょう。今度は智美さんのお宅がピンポン攻撃を受ける番になりました。近所のおばちゃんたちが心配して、入れ代わり立ち代わり「ピンポ～ン、松橋のおばあちゃ～ん、大丈夫～？」と、見に来てくれるようになったのです。昔ながらの住宅街で、そういう人情はまだまだ残っています。

薬剤師のおばちゃんも僕の言ったとおりになったので、いまではコウノメソッドにぞっこんです。

「やっぱりそうなんや、リバスタッチ18㎎貼ってる人やアリセプト10㎎飲んでる人、うちの患者さんにもいっぱいいいてはりますよ～」

いまでは訪問のたびに、話がはずみます。実際に良くなる患者さんを見れば、こんなにわかりやすい事実はない、まさに論より証拠ということです。

◉コウノメソッドのおかげで、みなハッピー

3か月ほど経過したとき、僕が訪問診療すると智美さんは玄関前に出て植木の手入れをされていました。ふと通り掛かった近所の人に「こんにちは～」と声をかけています。一見、認知症には見えません。

息子さんも心を開き、訪問診療に一度だけ顔を出してくれました。

「最初は、往診してもうても良くなるはずがないと思ってました。かかりつけのセンセが、そう言うてはりましたから。でもほんまに、来ていただいてよかったです。ありがとうございます」

そう言ってくれました。

息子さんは、以前はヘルパーさんを入れるのも拒否されていたのですが、凄腕のヘルパーさんがやって来るようになって、家の中は少しずつきれいになっていきました。布団カバーも真っ白になったし、布団もよく日に干されてふかふかになりました。

いま、僕は2週間に1回診察に行くだけです。患者さんもご家族も地域も、コウノメソッドのおかげでみんなハッピーになりました。

コウノメソッドはいかに認知症を「治す」のか

◉「困った症状」を治すコウノメソッド

コウノメソッドとは何なのか、わかりやすく説明していくことにしましょう。

コウノメソッド実践医のミッションは、

「中核症状よりも周辺症状を治す」

「ご家族や介護者が困っていることを解決する」

ということです。

コウノメソッドは「患者とご家族（介護者）のどちらか一方しか救えないのであれば躊躇せずご家族（介護者）を救う道を選択せよ」と教えています。ご家族を救うことが患者さんを救うことにつながるからです。そのために、治らない中核症状を目標にするのではなく、ご家族が困っている周辺症状を改善させることを治療の目的にするわけです。

おさらいをしておきましょう。第1章で述べたように、認知症は記憶ができなくなったり、着替えなどそれまで当たり前にできていたことができなくなります。これは認知症の中核症状ですが、これに付随してさまざまな周辺症状も起こってきます。

智美さんの場合は徘徊でした。ほかにも怒りっぽくなる、暴言暴力がひどい、介護を拒否する、妄想や幻覚を起こす、夜と昼が逆転するなどなど、患者さんや認知症の病型によって症状はさまざまです。あるいは、精神的に落ち込んでしゃべらなくなる、意欲がなくなる、表情がなくなる、食事をしなくなる、ふさぎ込むといった陰性症状が現れることもあります。

介護するご家族が最終的に本当に困るのは中核症状よりもむしろ、これらの周辺症状です。ところが、現在の認知症医療は、ほかの病気と同じように、病気そのものを治すことに固執しすぎています。中核症状を治すことばかり考えているのです。

したがって、認知症患者さんが来れば自動的に、アリセプト等の中核症状を治す抗認知症中核薬が処方されます。患者さんがどういう状態なのか、ご家族がどのように困っているのか、たとえ問診でじっくり聞いたとしても、結果として出るのはアリセプトです。

ところがくり返し述べているように、アリセプトなどの認知症中核薬には患者さんを興奮させたり、歩行を悪くさせる（転倒しやすくなる）という副作用があります。アリセプトを服用しても認知症の中核症状は治りませんが、それだけではなく周辺症状（の陽性症状）を悪化させてしまう可能性が高いのです。結果としては、よりご家族を困らせてしまうことになるわけです。

コウノメソッドは、周辺症状（陽性症状・陰性症状）を治すことによって認知症の問題を解決していきます。まずはご家族を救い、そして患者を救う、ここにコウノメソッドの本質があります。

◉増量規定に頼らず、患者さんの状態から薬の用量を決める

アリセプトという認知症の中核薬は、１９９９年に登場したときから「３㎎の用量からスタートして１～２週間後に下痢などの副作用がなければ５㎎に増量する、効果が足りな

ければ10㎎まで増量する」という内容の増量規定があります。この医師の裁量を無視した増量規定が多くの副作用を呼んでいることも、ここまでくり返し述べているとおりです。薬はたくさんの量を服用すると必ず副作用が起こるものですから、用量規定というのはたいてい「これ以上は飲んではいけません」という最大量が示されるものです。ところがアリセプトは、「増量しなければ保険薬として認めない」というのです。

しかも、長い人生を歩んでこられた高齢者のカラダは、一般成人のカラダ以上に大きな個人差が現れています。同じアルツハイマー病患者さんでも症状は違います。それを全国一律に、身長140㎝のおばあちゃんも、170㎝のおじいちゃんも同じように「アリセプト3㎎→5㎎」と増量して服用させるのは、誰が考えても無理があります。

薬の量は「その患者さん」を診た医師が決めればよいのではないでしょうか。それを禁止して、もしも医師が自分の裁量で少量投与を行ったら「国は診療報酬を払いません」というのがアリセプトなどの抗認知症薬です。「たくさん服用させる」ことが必要な、ほかの理由があるように思えてなりません。

アリセプトが登場したあとで、同じように中核症状を治すための薬がいくつか認可されました。貼り薬のリバスタッチ・パッチ、内服薬のメマリーとレミニールなどの薬ですが、これもなぜかアリセプトと同じように増量規定があります。そのせいで、やはり副作用が現れることが多いのです。

コウノメソッドでは、これらの中核薬の用量を患者さんごとに判断して決めていきます。河野先生はアリセプト3㎎以下の少量投与などは当たり前で、レビーなどの患者さんによっては1・5㎎、さらにその半分量という処方も行っています。

河野先生の「名古屋フォレストクリニック」では、こうした処方が保険適応外とみなされ、多大な損失を被っています。国が診療報酬を支払わないからです。

これは医院経営者にとっては死活問題となります。コウノメソッド実践医のなかにも「アリセプトを割って使う（増量規定を無視して少量投与する）」ことができない医師もいるはずです。しかしそのような場合でも、コウノメソッドでは「それならアリセプトは使わない」、そして「ほかの方法を取る」ということを勧めています。アリセプトは良い薬ですが、アリセプトしかできないことがあるわけではありません。

したがって、増量規定に従うくらいならアリセプトは使わない。「副作用が現れても仕方ないから増量規定に従いましょう」などということは、コウノメソッドでは絶対に考えません。

河野先生の考え方に賛同し、コウノメソッドを実行できる医師が、コウノメソッド実践医になっています。

◉処方はバランスが大事

コウノメソッドは、認知症患者さんの周辺症状を治すこと、つまりご家族が困っている症状を治すことを治療の主眼に置いています。

暴れて大騒ぎになっているなら、もとの穏やかな性格に戻す。徘徊で困っているなら、しないように落ち着かせる。食事を食べないなら、食べられるようにする。歩行が悪くなって転倒が心配なら、しっかり歩けるようにする。記憶障害などの中核症状は、回復させるとしても限界があるので、現状ではまず周辺症状をしっかり抑えることが重要になっているわけです。

そのために、コウノメソッドはどのような方法を取るのでしょうか。

簡単に言えば、「バランスを取る」ということです。熱すぎるお湯は、冷たい水を入れればちょうど良くなります。冷たすぎる水には、逆にお湯を足せばよいのです。

周辺症状には興奮して暴れたり徘徊したりする陽性症状と、無表情で黙って落ち込んで食事も取らないような陰性症状があります。これを見分けるには、ご家族が何に困っているのかを聞けばすぐにわかります。そこに対処していきます。

一方で、コウノメソッドでは薬剤を「興奮系」と「抑制系」に分けています。つまり、患者さんを興奮させる薬と、おとなしくさせる薬の2種類に分けるのです。この分類は河野先生が独自に考え出したもので、一般的な概念ではありません。

そして、陽性症状を抑えたいときには抑制系の薬やサプリメントを使う、陰性症状を抑えたいときには興奮系の薬やサプリメントを使うのです。認知症患者さんのお困り症状を理解し、薬剤を興奮系と抑制系に分類できていれば、この考え方はきわめてシンプルで間違うことがありません（図1）。

◉経験によって確立されたコウノマジック

河野先生のこのような考え方は、患者さんの「証」によって薬を選択する東洋医学（漢方薬）の考え方によく似ています。患者さんが不足しているものを足す、多すぎるものを引く、それによって陰陽のバランスを整えるのです。こうして中庸をめざせば自然に症状は治まる、病気も治るというわけです。

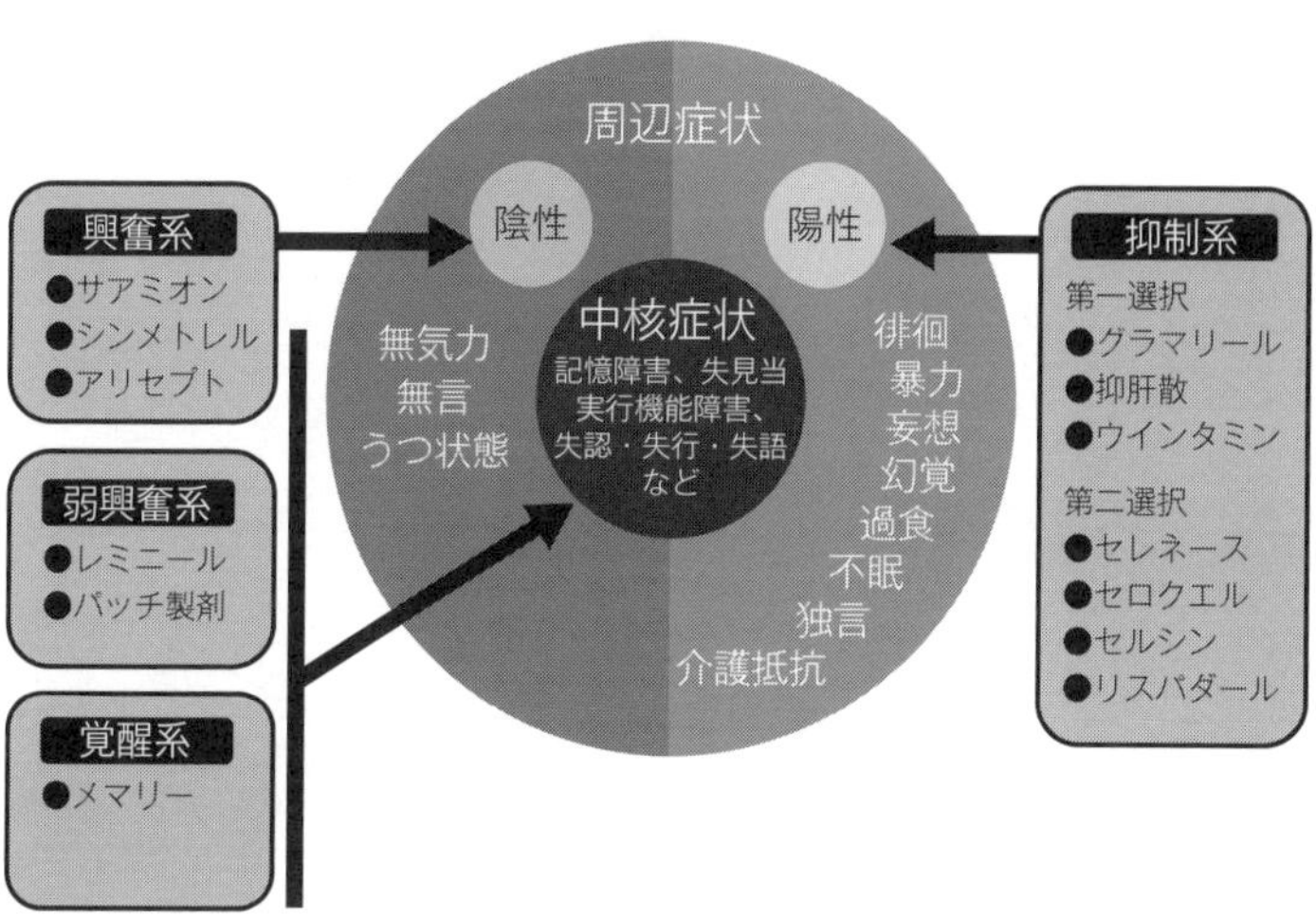

図1　周辺症状と薬剤の選択

漢方薬は、それが陰陽のどちらに振れさせる作用があるのか経験的に明らかにされています。しかし、認知症患者さんに使う現代医学の薬には、陽性症状を治す薬か陰性症状を治す薬かという区別はありません。とくに現代西洋医学では引き算の考え方があまりありません。また、医師も患者さんを全体で診ようとする教育を受けていません。だから医師は、陽性症状が現れている患者さんに興奮系の薬剤であるアリセプトを簡単に平気で投与してしまい、疑問も感じないのです。

高齢者の患者さんの全体を診て陰陽バランスを取る治療を行うためには、どのような薬を、どのくらい処方すればよいのか。これは、現代医学のどの教科書にも書いてありません。

その極意は、さまざまな患者さんを診て、いろいろな薬剤や用量で試行錯誤しながら、初めてわかってくることです。その「経験者しか知り得ないコツ」を、きわめてシンプルに教えてくれているのがコウノメソッドなのです。

認知症患者さんはほとんどが高齢者でもともと個人差が激しいうえに、認知症を引き起こしている病態もさまざまです。さらに、同じ病態でも症状の現れ方は患者さんによって大きく違うこともあります。症状が時間とともに変化して、違うタイプの認知症を併発するようになることもあります。

このような認知症の複雑な世界のなかで、コウノメソッドの「ケースごとのさじ加減」は非常に的確です。「このような患者さんの、こういう場合は、これ！」という河野先生の方程式は、驚異的にぴったりと当てはまります。

個人差の大きな認知症患者さんに対する最適な処方をマニュアル化できたのは、河野先生が長年にわたって膨大な数の認知症患者さんを診てきたからにほかなりません。

河野先生は教科書にも薬剤の説明書にも書かれていない「ナマの証拠」を患者さんから得て、それに基づいてコウノメソッドという薬物療法マニュアルをつくったのです。

医学界において、自身が積み上げた治療ノウハウのすべてを一般公開するというのは極めて異例なことです。河野先生はいつも、こう言います。

「僕の治療はすべて患者さんに教わったこと。それぞれの患者さんが、こうするといいよ、これは要注意だよ、と教えてくれたんよ。僕はそれをまとめただけ」

これはまさに、経験によって確立されたものだから科学的エビデンスはないけれども間違いなく効果はあるという、漢方薬の世界そのものと言えるでしょう。

コウノメソッドを「エビデンスのない医療」と切り捨てる人がいますが、それはおそらく患者さんよりも科学のほうが重要と考えている人たちなのだと思います。言い換えれば、一人ひとりの患者さんを診ようとする医師でなければコウノメソッドに興味を示すことはないし、実践医になろうとも思わない、ということです。大切なのは患者なのか、権威なのか、あるいはほかの何かなのか、ということが問われているのだと思います。

コウノメソッドの「方程式」を使えば、いかに認知症治療の経験がなくても、認知症患者さんの周辺症状はあっけなく治まっていきます。河野先生の価値ある経験のすべてがシンプルにマニュアル化されているので、個々の医師はそれをそのまま自分の診察室で患者さんに適用することができます。

たとえ認知症を診た経験がなくても、病院を転々としてきたような認知症患者さんを治すことができるのです。
この点でコウノメソッドは、きわめて優れたマニュアルと言えるでしょう。

「家族天秤法」はコウノメソッドの神髄

◉ご家族こそが最良の主治医

コウノメソッドの重要な柱となる考え方が「家族天秤法」です。

コウノメソッドはそれぞれの患者さんによって「きめ細かく」薬剤の選択をし、また適当な用量も決めていきます。いわゆる「経験医のさじ加減」であるわけですが、これをさらにきめ細かく、介護するご家族にやってほしい。これが「家族天秤法」です。

コウノメソッドは患者さんの症状のバランスを取っていく薬物療法で、その根拠は河野先生の経験だと述べました。河野先生がつくりだした認知症の診断スコアがあり、それらの結果から「こういう疾患でこういう症状の患者さんには、この薬をこれだけ、あの薬をこれだけ」といった、かなり思い切った「決め打ち」があります（ピックセット、レビーセットなど）。それが見事にはまるのです。

河野先生は「その薬剤選択で効果が現れたら当初の診断は間違いないと思えばよい」としています。つまり、投薬効果を診て診断を絞っていくのです。これは高額な検査機器を持たない町医者でもかなり正確に診断ができるようになります。疾患そのものよりも症状に焦点を当てていますから、最初に診断ありき、ではないのです。しかも、「たとえ診断が確定してもその診断にこだわらない」ということもよく言われます。見ているのはあくまでも患者さんの症状だからです。

実際、認知症患者さんは刻々と変化していきます。完全にアルツハイマーだった患者さんがいつの間にかレビー小体型認知症っぽくなっていたとか、レビー小体型認知症かと思っていたらだんだんピック病の症状が現れてきた（レビー・ピック混合型認知症）ということも少なくありません。自分がくだした診断にこだわっていたら、このような患者さんの変化に対応できません。

いずれにしても最大の目的は患者さんの周辺症状を抑えることですから、病名を付けることには執着しなくてよい。それよりも治療を継続しながらも患者さんの状況をいつも把握し、変化があればすぐに対応して薬剤やサプリメントを替えていく、用量も変えていく、医師にはいつもその準備があることが欠かせない、というわけです。

河野先生の「患者さんに教わる」という言葉の意味が、そこにあります。

しかし現実的に、医師が一人ひとりの患者さんを24時間観察して処方を変えていくことは不可能です。診察室でご家族に聞くといっても、安定すれば通院は1か月、2か月に一度になっていきます。その間、医師は何もできないのです。

訪問診療も、安定すれば2週間に1度になります。もしも診察して1週間後に患者さんの状況が変わったら、対応はその1週間後になってしまうわけです。

そこで「家族天秤法」です。いつも一緒にいるご家族の方が、患者さんが服用する薬剤をよく理解しておき、患者さんの服用後の様子を注意深く観察し、変化が現れたら医師の指示どおりに用量を減らして（あるいは増やして）服用させてほしい。その加減は、非常に微妙ですが、毎日患者さんの様子を見ている介護家族にはわかります。個々の患者さんに対する観察眼は、医師よりも介護している人のほうが鋭く的確なのです。

その介護者のきわめて重要な情報を患者さんの服薬に反映させようというのが、河野先生のねらいなのです。

◉起こりうる副作用を最小限にする

「家族天秤法」が重要なのは、これによって副作用を未然に、そして意図的に防ぐこともできるからです。

患者さんの陽性症状を鎮めるため、コウノメソッドでもグラマリールやウインタミンといった抗精神病薬をよく使います。ただし、その用量は一般的に精神科で使われている場合よりもかなり少量です。

抗精神病薬は用量が的確なら患者さんを穏やかにしてくれます。しかし少しでも多いと、効きすぎて患者さんはダウンしてしまいます（寝てしまう）。その副作用はこわいので、用量には細心の注意が必要になります。

とくに高齢者の場合は、薬剤が最もよく効く用量の範囲が、若い人よりも小さくなっています。厳密に言えば高齢者の薬剤の適量は患者さんごとに違うはずですし、同じ患者さんでも朝と夜で違うことさえあります。レビー小体型認知症の患者さんは症状が一日のうちでもころころと変化することがありますが、そういう場合にはなおさらです。そのすべてを医師が理解して処方をこまめにコントロールすることは不可能でしょう。

したがって、認知症患者さんに抗精神病薬を使うときには少量投与からスタートするこ

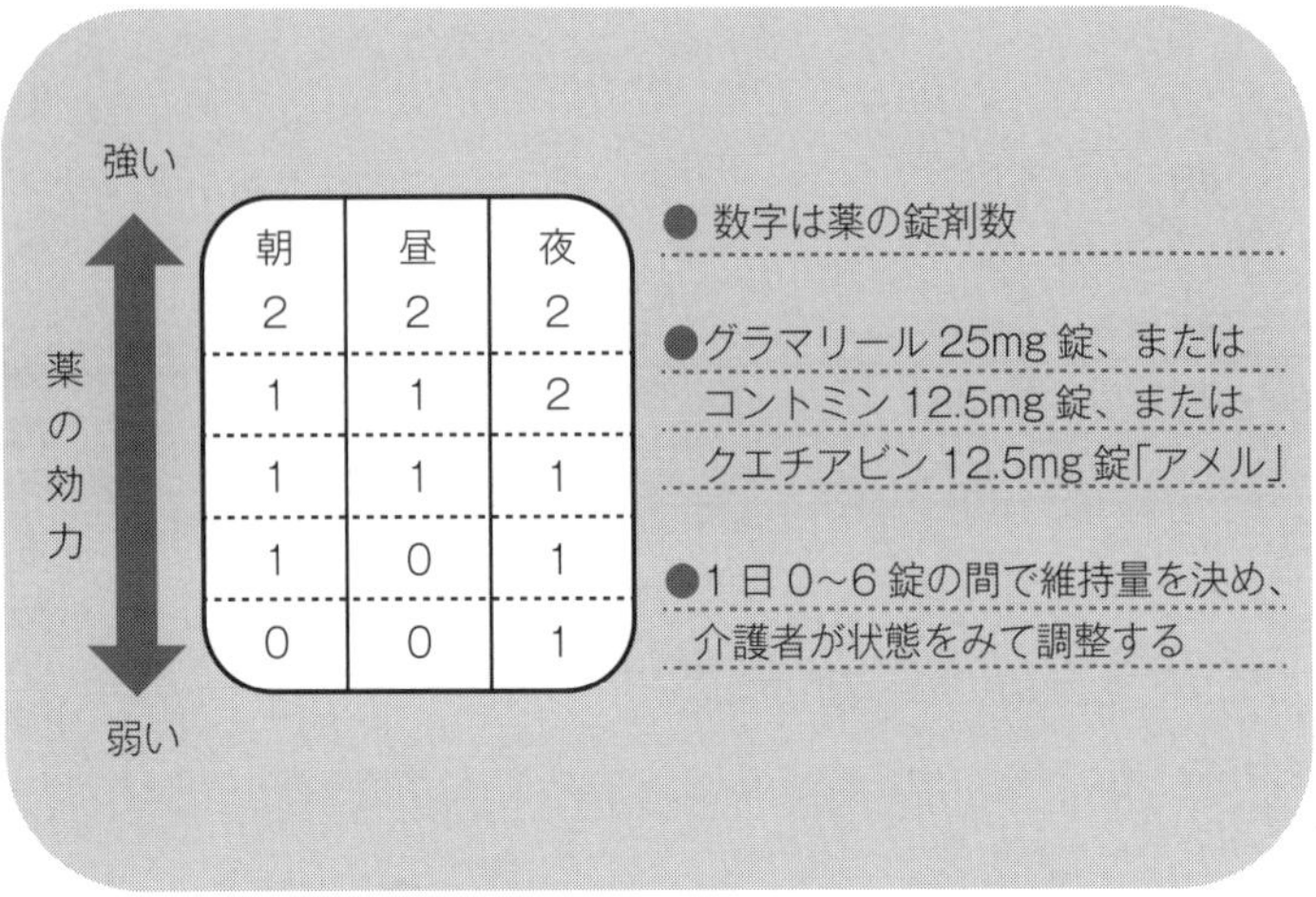

図2　家族天秤法による抑制系薬剤の加減例

とが鉄則です。そのうえでコウノメソッドにおいては、ご家族に薬剤のことをしっかり説明し、服用した患者さんの変化を見て臨機応変に用量を判断してもらう、いつも適量を探してもらう、ということが必要になってくるわけです（図2）。

　認知症患者さんの家庭はいろいろですし、介護するご家族の治療への関心度にも大きな違いがあります。薬の用量を判断しなければいけないと医師から言われたら、ご家族によっては大きなプレッシャーになるかもしれません。

　しかし、介護するご家族が患者さんの服用する薬の作用に少しでも興味を持っていただければ、治療は格段にうまくいきます。河野先生は「薬の副作用から患者さんを守るのは、医師ではなくご家族」と言っています。僕自身も訪問診療を行っていて、ご家族の力はとても大きいと感じています。

なかには、医師でもわからないような患者さんの微妙な変化をとらえて、薬剤を調整できるようになったご家族も当院にはたくさんおられます。家族天秤法は、難しいことではありません。意識していれば、毎日の経験とともに薬の用量と作用の関係が明確にわかるようになります。

認知症を介護するご家族だけではなく、訪問看護師、訪問ヘルパー、施設の職員、薬剤師などもコウノメソッドを勉強して、それぞれの立場から「天秤法」を意識することで、患者さんは奇跡とも言えるほど大きく改善に向かいます。副作用の危険も格段に小さくなります。それは、それぞれの介護を楽に、楽しくすることにつながり、関わる人全員が幸せになるのです。

コウノメソッドはサプリメントを重視する

◉患者さんが良くなることが第一

コウノメソッドのもう一つの特徴は、「効く」サプリメントを積極的に治療に使うという点です。河野先生は『米ぬか脳活性食』を「いま存在している薬剤では期待できない効果が得られる」と高く評価し、コウノメソッドを初めて公表した2007年以来、一貫して活用しつづけています。

一般的にほとんどの医師は、機能性食品やサプリメントを積極的に患者さんの治療に活用しようとは考えません。河野先生も、かつてはそうでした。ところが、たまたま信頼できる大学教授から米ぬか成分を含むサプリメントの臨床試験に参加するよう依頼を受け、河野先生は半信半疑ながらも認知症患者さんに使ってみると、驚くべき効果が上がったのです。

『米ぬか脳活性食』はアルツハイマー病だけでなく、激しい周辺症状を起こすピック病やレビー小体型認知症にも効果があることがわかりました。

当時、河野先生が勤めていた共和病院に入院していた「看護師からお墨付きの」レビー小体型認知症の患者さんが笑うようになったとき、河野先生は『米ぬか脳活性食』について「その凄さにたまげた」と書かれています（『重度認知症をハーブエキスで治す』みずほ出版新社）。

河野先生は、「医者は治してなんぼ」と考える医師です。医者としての権威とか出世とか、そのほかのいろいろな大人の事情とかよりもなによりも、患者さんを良くするために行動する医師です。患者さんが良くなるのであれば、製薬会社がつくった薬ではなくても一向にかまわない。安全性が高く患者さんが良くなるものはすべて利用する。現実的な効果がはっきりしている『米ぬか脳活性食』がコウノメソッドに採用されたのは必然でした。

◉病気や症状によってサプリメントを使い分ける

『米ぬか脳活性食』は、米ぬかに含まれる「フェルラ酸」という成分と、ガーデンアンゼリカ（西洋当帰）の根のエキスを配合したサプリメントです。

フェルラ酸はポリフェノールの一種で、強い抗酸化作用を持つことが知られています。またアルツハイマー病の原因物質とされるアミロイド蛋白の凝集を妨げたり、凝集したアミロイド蛋白によって脳細胞が破壊されることを防ぐ作用も実験で認められています。これは、認知症の中核症状にも効果があるということを示す研究結果です。

ガーデンアンゼリカは、漢方薬の当帰芍薬散《とうきしゃくやくさん》や補中益気湯《ほちゅうえっきとう》などに含まれるトウキと同じ属に含まれる薬用植物です。その根のエキスは、神経細胞のネットワークを再生する作用があるとされています。

標準的な『米ぬか脳活性食』はフェルラ酸とガーデンアンゼリカ成分の含有量が5対1の割合になっていますが、患者さんによっては（症状によっては）ガーデンアンゼリカがもっと多い（フェルラ酸とガーデンアンゼリカが同量）タイプが使われます。

さまざまな認知症患者さんが『米ぬか脳活性食』を飲用した結果を見てきた河野先生は、ガーデンアンゼリカの成分には若干の興奮系の作用があることに気づきました。レビー小体型認知症で陽性症状があるような患者さんがガーデンアンゼリカの多いタイプを飲用すると、よけいに興奮してしまうわけです。怒っているピック病の患者さんも同様です。

ところが、レビーやピックで怒ったり暴れたりしている患者さんに対して、ガーデンアンゼリカが少ない標準タイプの『米ぬか脳活性食』を投与するとびっくりするくらい著効したりします。とくにピック病の陽性症状を抑えるために、コウノメソッドでは『米ぬか脳活性食』は欠かせないものになっています（ピックセット）。『米ぬか脳活性食』はサプリメントの一つですが、河野先生の臨床経験と独特の考察によって、さらに認知症治療にとても有効な機能や、より効果的な使い方が明らかにされてきました。コウノメソッドによって進化したサプリメントとも言えるでしょう。

したがって、健康な人が認知症予防のために飲むのではなく、コウノメソッドにおける認知症治療という位置づけで患者さんが飲用する場合には、コウノメソッド実践医に相談して『米ぬか脳活性食』の種類や用量を決めてもらったほうがよいわけです。

◉患者さんの命を救った『米ぬか脳活性食』

『米ぬか脳活性食（フェルラ酸含有食品）』には「嚥下《えんげ》を良くする」「歩行を良くする」という、とても重要な作用があることも臨床経験的にわかっています。とくに嚥下の改善は、窮地におちいった患者さんを劇的に救ってくれます。この「嚥下障害」を治す保険薬を僕は知りません。症例のなかで少しお話ししましたが、もう一度ここで説明することにしましょう。

嚥下とは食べものや飲みものを飲み込むことで、そのメカニズムは非常に複雑です。細かい筋肉を数多く使用した、連続的で複雑な運動であるため、高齢の、しかも認知症になると、その力は弱くなっていきます。すると本来は食道のほうに飲み込むべきものが気管支に入ってしまい、むせることが少なくありません。それをくり返して起こるのが、誤嚥性肺炎です。

食事のときにどうしてもむせてしまうので、誤嚥性肺炎はいったん治ってもくり返します。これは患者さんの全身的な生命力を急激に低下させ、そのままでは危険な状態になってしまいます。そこでやむを得ず、胃瘻《いろう》という手段が取られます。

胃瘻というのは、胃に穴をあけてチューブを差し込み、チューブ先端に付いている小さい風船で固定し、注射器で食事（栄養）や薬剤を直接胃袋に注入することです。このような状態になって、ようやくコウノメソッド実践医のもとにやって来る患者さんも少なくありません。

胃瘻は患者さんを苦しめるだけ、とよく言われます。しかしそれは、「胃瘻になったら助けられない」「胃瘻になったら二度と口から食べられない」という認識があるから言われるのです。

コウノメソッドでは、とりあえず患者さんの栄養を確保するために緊急避難的に胃瘻をつくることは決して悪いことではない、という認識です。

なぜなら、胃瘻で『米ぬか脳活性食』やコウノメソッドにもとづいた適切な薬剤を入れることによって嚥下の力は回復し、むせないで食事ができるようになっていくからです。そうなれば、胃瘻は外してしまえばいいのです。胃の穴は数日のうちにふさがってしまいますから、以前と同じように食事ができます。食事ができるようになれば、患者さんは急速に元気を取り戻してくれます。

食べられない、とくに水分が取れないということは、生命にとって致命的なことです。食べられなくなるということは、それは死を意味するのです。高齢者の認知症患者さんの嚥下困難を救う『米ぬか脳活性食（フェルラ酸含有食品）』は、それを回復させるということだけでもすごいサプリメントであると言えるでしょう。

◉認知症の予防にも効果が

『米ぬか脳活性食』がアルツハイマー、レビー、ピックなどの認知症に効果があるという研究報告はいくつもありますが、最近になって興味深い統計結果がまとめられ、報告されました。それは『米ぬか脳活性食』がＭＣＩ（軽度認知障害）から本当の認知症になるのを予防する、つまり予防にも効果があるという結果でした。

アルツハイマー型認知症がなぜ起こるのか、すべてがわかっているわけではありません。しかし、アミロイド蛋白という物質が脳細胞に集まってくると脳細胞が障害を受けてアルツハイマーになっていく、ということはわかっています。アミロイド蛋白が集まり始めてからアルツハイマーが発病するまでには20年もかかる、とも言われています。つまり、アルツハイマーは40代から始まっているかもしれないのです。

認知症の中核症状として典型的なものは「物忘れ」です。しかしたとえアルツハイマーでも、あるとき突然、物忘れが始まるわけではありません。脳細胞が少しずつ冒されていくとともに認知機能も低下していき、少しずつ進行して、やがてまわりの誰もがおかしいと気づくほど悪化して、初めて受診し、アルツハイマーという診断がくだるわけです。

認知症の診断基準は、改定長谷川式簡易知能評価スケール（ＨＤＳ－Ｒ）の結果などに定められています。しかし認知症と診断される前段階でも、「認知症予備軍だから生活習慣に気をつけましょう」という注意喚起が必要だということで、ＭＣＩという概念がつくられました。ＭＣＩの状態で何も対策を取らないと、5年後には50％の確率で認知症になる（発病する）と言われています。

じつは認知症という疾患も生活習慣病の側面が大きく、タバコ、肥満、運動不足、ストレスといった生活要因によって発病しやすくなることがわかっています。糖尿病や心臓病などのリスクファクターと同じです。

ＭＣＩと診断された段階では積極的な薬物療法は必要ありませんが、認知機能が低下していることを自覚して、これらの生活習慣を改善していくことが重要になってくるわけです。徐々に進行するアルツハイマーだからこそです。

国立病院機構菊池病院の木村武実先生は、ＭＣＩと診断された人が『米ぬか脳活性食』を飲用したときに認知機能が改善するかどうかを調べ、第4回認知症予防学会で報告しました。50歳以上のＭＣＩと診断された22名の外来患者に『米ぬか脳活性食』を1年間飲んでもらうと、15名に改善がみられ、7名が悪化しました。また2年間の飲用を続けた18名については、11名が改善し、7名が悪化しました。

日本アルツハイマー病脳画像診断先導的研究（Ｊ－ＡＤＮＩ）によれば、ＭＣＩの人が1年間で認知症に移行する率は25～30％とされていますが、木村先生の研究では2年間で16・7％下がっています。したがって、『米ぬか脳活性食』の飲用によってＭＣＩの認知

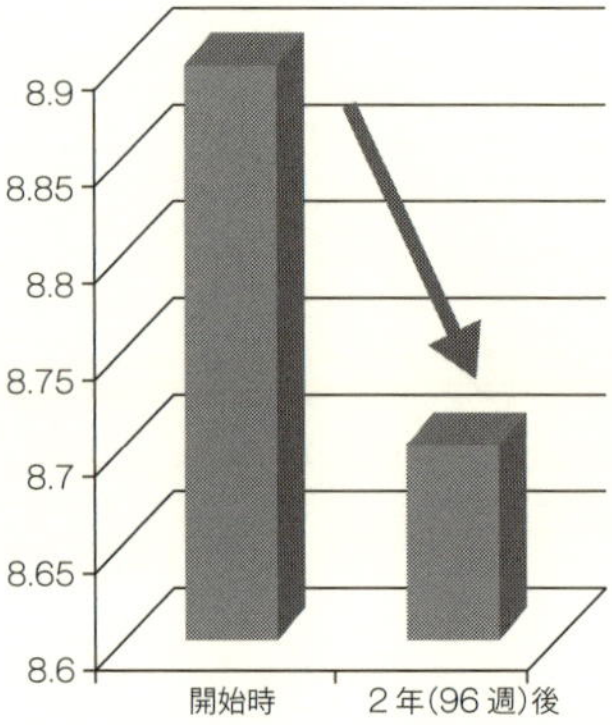

著効例

年齢	性別	ADAS-Jog スコア			
		開始時	半年間経過後	1年間経過後	2年間経過後
75歳	男性	9.3	7	4.6	4.7
84歳	男性	9	7.3	7	6.7
73歳	男性	12.7	8.6	9.6	7
82歳	女性	6	5.4	3.7	2.6

図3　ADAS-Jogスコアの変化

※ADAS-Jogとは、見当識、記憶、言語機能、行為･構成能力についてみるための検査方法で、得点が高いほど障害の程度も高度であると判断されます

出典：第4回認知症予防学会　木村武実先生（国立病院機構菊池病院　臨床研究部長）発表資料
2014年9月26〜28日

機能障害の進行を抑える可能性が期待できる、というわけです（図3）。

認知症の中核症状が治るということはありません。遺伝子治療やワクチンなど、今後の可能性はありますが、まだまだ現実的ではありません。このような認知症は、やはり予防が大事なのです。

40代になったら生活習慣に注意する、もしもMCIと診断されたらもっと積極的に対策を講じていくことはとても大切です。『米ぬか脳活性食』の飲用も、その一つになるかもしれません。

「困った症状」を治すコウノメソッド

◉ご家族が困るピックもレビーもよくなります

コウノメソッドが教えることは、一般の医師の常識にはないことばかりです。

たとえば、認知症の専門医も医学部の教授も「ピック病は治らない」「治ったらピック病ではない」と言います。つまりはっきりした治療法がないと思っているのですが、コウノメソッドには、大暴れしているピック病の患者さんを速やかに元の穏やかな人格に戻してしまう処方マニュアルが書いてあります。ピック病で暴れている患者さんを治すのは、コウノメソッドでは難しいことではありません。

なぜ治せるのか。第一に、ピック病は周辺症状に大きな特徴があって、「これはピック病」と診断がわかりやすいこと。そのうえコウノメソッドには「ピックスコア」と呼ばれるピック病の判定基準があります。それで「どうやらピックっぽいなぁ。それで暴れているんやな」とアタリをつければ、あとはコウノメソッドで「ピックセット」と名付けられた簡単なカクテル処方を施せばＯＫなのです。

ピックセットは「1日当たりウインタミン4mg＋6mg＋米ぬか脳活性食2包」、これだけです。もしも患者さんがアリセプトなどの中核薬を服用していたら、その服用を中止し、かわりにこのピックセットを服用すれば、それでピックの陽性症状に改善の兆しがみえてきます。早い場合は数日間、遅くても1週間から数か月程度で、患者さんは徐々に穏やかになっていき、在宅療養が可能となります。

診断が難しい、治療が難しいとされているレビー小体型認知症も同様です。レビーも、よく患者さんを観察すれば非常にわかりやすいのですが、わかりにくい場合でもコウノメソッドには「レビースコア」という判定基準があります。そしてレビーっぽければ「レビーセット」（1日当たりリバスタッチ4・5mg＋米ぬか脳活性食2包＋抑肝散（漢方薬）2包）を処方して様子をみればよいわけです。

このほかコウノメソッドでは「食欲セット」（ドグマチール50mg＋プロマックD75mg2錠）、「歩行セット」（リバスタッチ4・5～9mg＋米ぬか脳活性食のガーデンアンゼリカが多いタイプ2包）など、患者さんのご家族が「こうしてほしい」という要求に対して、それぞれきわめてわかりやすい処方マニュアルが提示されています。それらをまとめて河野先生は「ハッピーセット」と命名していますが、たしかに患者さんもご家族もハッピーになりますし、涙を流して感謝される医師もハッピーになります。

こうした数々のネーミングを「ふざけている」と批判する医師は多いです。でも僕は、この明るくユニークなネーミングこそ、高齢者医療には必要と思いますし、河野先生のユーモアが大好きです。介護や認知症というと、世間のイメージはどちらかといえば「3Kの世界（きつい、きたない、危険）」じゃないでしょうか？　河野先生は、非常に優れた医術だけでなくユーモアあふれる話術で、苦悩に満ちた患者さんやご家族に笑顔をもたらすのです。それをみて感動した僕もユーモアあふれる在宅医療を心がけています。

したがって、コウノメソッドをじっくり読めば、たとえ医者ではなくても認知症の基本的な治療がわかってしまいます。コウノメソッドの薬が薬局で買えるなら、コウノメソッドは医者いらずのマニュアルになるでしょう。

実際、医師のほとんどは認知症の治療のことを知りませんから、コウノメソッド実践医といってももともとは素人同然です。コウノメソッドを正確に理解して、そのマニュアルどおりに処方し、あとは経験を積み重ね自分なりに創意工夫をかさねていくだけなのです。認知症患者さんの症状は刻々と変化していくので、やはり「経験」は必須です。創意工夫をかさねられない医師では、やはり認知症は治せないのです。

しかも、コウノメソッド実践医には重要な特典が与えられます。それは、いつでも河野先生にメールで質問できる、という特典です。「こういう患者さんは、この処方でよいのか」「この処方で患者さんにこのような反応があったが、どうすればよいか」という質問ができるわけです。

ここまで手取り足取りで教えてくれる教科書はありません。

新米のコウノメソッド実践医も、たくさんの患者さんを診ていく経験のなかで、患者さんからたくさんのことを教わります。そしてやがては、河野先生に質問をする必要がなくなっていくのです。

◉寝たきりになって見放されても、治ります

認知症を起こす疾患は、実にさまざまです。その疾患によって、脳のどの部分が損傷を受けるかが違い、それによって中核症状も周辺症状もまったく異なってきます。

コウノメソッドは周辺症状を治し介護者を救うことを主眼に置いた薬物療法ですが、おおもとの疾患の違いによって使える薬は限定されてきます。このため、細かい診断にはこだわらないものの、大まかな診断はしっかりと行います。

なかでも重要なのは「パーキンソン様症状（パーキンソニズム）が現れているかどうか」です。パーキンソニズムというのは、手足のふるえ（振戦）、体のこわばり（固縮）、無表情（仮面様顔貌）、うまく歩けない（歩行障害）、姿勢の変化（姿勢反射障害）などの総称です。これがパーキンソン病ではない病気でも現れてくるのです。

たとえば、ピックやレビーは患者さんの様子だけでわかると述べましたが、すべてがはっきりしているわけではありません。そこでコウノメソッドでは、すべての初診の患者さんに対して必ず「歯車現象（Rigidity：関節固縮）」の検査を行います。患者さんの腕を持って肘の関節を動かしたときに、歯車のようなカクッカクッとした動きが出るかどうかを調べるのです。歯車現象があれば、それはパーキンソニズムが出ていると考えられます。

パーキンソニズムが現れるのは、レビー小体型認知症の患者さんの特徴です。もしも歯車現象が現れたらレビーである可能性が高いので、薬物過敏症などに注意しなければいけない、ということになります。

レビーの患者さんがアリセプト、向精神薬、抗うつ薬、抗てんかん薬などを服用し、それが多すぎる場合には、このパーキンソニズムが急激に悪化します。元気がなくなり、しゃべらなくなり、そっくり返ったような姿勢のまま、寝たきりになってしまいます。比較的元気だった人も、あっという間にこうなってしまいます。本書の症例でも示しているように、アリセプトの副作用を示すレビーの患者さんは珍しくありません。しかし副作用なのに、「これ以上はどうにもできない、手の施しようがない」と見放されてしまうのです。

もちろん、副作用ではなくレビーの進行でパーキンソニズムが悪化することもあります。しかし、いずれにしても、コウノメソッドはこのような危険な状況の患者さんを救うことができます。方法は、シチコリンのワンショット静注や高濃度グルタチオン点滴療法です（もちろん、副作用の原因となっている薬剤があれば即刻中止します）。患者さんは間もなく目を覚まし、起き上がります。食事も取れるようになります。

パーキンソニズムがひどくなって、車椅子で河野先生のクリニックを受診するレビーの患者さんも少なくありません。そのような患者さんに河野先生はシチコリンの静脈注射やグルタチオンなどの点滴を行います。すると患者さんは、覚醒し車椅子から立ち上がってよちよちながらも歩けるようになるのです。それくらいの即効性があります。

これもコウノメソッド独自のやり方で、河野先生とコウノメソッド実践医以外では行われていません。

第3章

認知症は在宅だからこそよくなる!

症例

在宅でいけるよ、お父ちゃん！

◉問診の途中で寝てしまう

２０１５年2月のこと、どうしても外来でなければ診察できない患者さんが、車椅子に乗って当クリニックに連れられて来ました。以下は、そのときの問診（長谷川式テスト）の様子です。患者さんは高齢の女性で、僕の前に来ても車椅子に座ったまま目をつぶっていました。

「生年月日、教えてくださ～い」

「……（しばらく沈黙）……せいねん、がっぴ……（やっとつぶやいて再び沈黙）」

「１００引く7、いくつかなあ」

「……（小声で）93……」

「93引く7、いくつかなあ」

「……（もっと小声で）はちじゅう、ろく」

「おお、86、オッケー。じゃあ、さくら、ねこ、でんしゃ、と言ってみて」

「さくら、ねこ、でんしゃ(小声で呂律がまわらない感じ)」

「もう一度」

「……(黙っている)」

「6、8、2、逆から言うと……」

「……(黙っている)」

「……寝ておられるね(笑)」

◉「ウチのセンセやったら、一発で治せると思う」

この方は、村上幸子さん(仮名・81歳)。クリニックに来たときは、大阪市内の200床くらいある総合病院に入院中でした。旦那さんが無理やり退院許可をもらって、退院したその日に来院されました。

入院したのは3か月ほど前でした。転倒して、腕を骨折したようです。

病院で幸子さんに付き添いお世話を献身的にやっていたのが、居酒屋を経営している旦那さんでした。幸子さんは年上女房です。旦那さんは幸子さんのことをとても愛しておられるようで、奥さんの経過をとても心配されていました。

というのも、幸子さんは入院して腕の骨折の手術を受けてからずっと寝たきりの状態だったからです。移動には車椅子が必要でした。最近は全身的に弱っているようで、意欲や元気がまったくありません。

「このまま退院できひんまんまなんやろか」と、旦那さんは思い詰めていました。

病院で幸子さんのリハビリを担当していたのが、たまたま当クリニックに出入りしている河野先生や僕のことが大好きな理学療法士でした。その総合病院では非常勤として働いていました。

彼は幸子さんの旦那さんの話を聞くと、声をひそめてこう言いました。

「ウチのセンセやったら一発でおかあちゃん治せる思うよ」

幸子さんは、おそらく入院して夜間に騒いだのでしょう。高齢者は、入院して手術のあと、一時的に術後せん妄を起こすことがよくあります。それを抑えるためなのか、幸子さんには向精神薬がどっさり出されていました。

その量は精神科や神経内科の先生からすれば普通なのでしょうが、われわれコウノメソッド実践医からみたら「特盛り」です。高齢者には、とても食べきれません。幸子さんはそれで寝たきりになっていたわけです。もちろん、リハビリどころではありません。

当クリニックでは、理学療法士や看護師もみんなコウノメソッドを勉強していて、実際にたくさんの認知症患者さんを見ています。このような状態は、コウノメソッドで一発で良くなるということを当たり前のように知っていますから、理学療法士はそう言ったわけです。

「ほんまに!?」

奥さん思いの旦那さんは、飛び上がって話の続きを聞きました。

◉骨折して入院したはずが寝たきりに……

旦那さんは、幸子さんを退院させて当クリニックの訪問診療を受けたいと考えました。

そして、前述した理学療法士が病院の地域連携室（退院のための調整をするところ）のソーシャルワーカーを説得し、そのソーシャルワーカーが適当な理由をつけて主治医の退院許可をとりつけました。

「お父ちゃん、退院したらその足で例のところ受診してな。向こうには病状書いた手紙をファックスして予約もとってるから」

担当になったのが幸いにも理解ある方で、入院中にも関わらずこっそりうちの予約までとってくれていて、そう言ってもらえました。幸子さんは、周りの人たちに恵まれ、とても幸運だったと思います。

問診の様子からわかるように、幸子さんは7割方、寝ている状態でした。たっぷりの「特盛り」のおかげで意識がもうろうとしているのです。しかしなんとか会話のやりとりはできたし、長谷川式の答えも質問できた部分については合っていましたから、認知機能はまずまずのようでした。

「お父ちゃん、自宅療養でぜんぜんいけますよ。僕が診てあげるから大丈夫ですよ！」

付き添っていた旦那さんにそれだけ言って、僕はとりあえずグルタチオンとシチコリンを1000㎎ずつ静脈注射で入れました。すると、ものの数分です。幸子さんははっきりと目を覚ましました。そして、お父さんの支えで立ち上がることができたのです。

「何しはったんですか、センセ！」

旦那さんはびっくり仰天です。

「いや、精神薬の副作用で眠くなっていただけやから、ちょっと起きるきっかけを与えたんよ」

私はそう言って、幸子さんの状態を説明しました。

「いま飲んでる薬あるでしょ。これみんな精神薬とかで、副作用の出るやつばかりなんよ。ほんでお母ちゃん、こんなんなってしもうたんよ。今日から、この印つけたお薬は中止してね。来月からは僕が訪問診療に行くね。訪問リハも手配しとくから安心でしょ？　それから、これ（米ぬか脳活性食）少しあげるから、今日から毎食前に1本ずつ飲ませたって。絶対元気になるから」と僕が言うと、お父ちゃんの目が潤んでいました。

翌日、僕はさっそく訪問診療に伺い、処方調整しました。

それから2か月ちょっとたって、幸子さんは自分で立てるようになっています。リハビリはどんどん進んで、トイレにも自分で行けるまで回復しました。夕飯のときは、旦那さんとビールを飲むそうです。幸子さんはもともとお酒が強く「わたし、ビールでは酔わへんねん」と言いますが、旦那さんはふらついて転倒するのを心配して、2杯目からはこっそりノンアルコールビールにしているそうです。こういう愛情に触れることができるのが在宅医療の醍醐味です。

◉在宅医療だからうまくいく

僕は、幸子さんは初診時、レビーだと考えていました。薬剤過敏もあり意識障害もあるので典型的レビーだと。ところが、クスリの調整がすすみどんどん元気になってきたら、まったくレビーらしさがなくなってきました。クスリの副作用がなくなると、左手がずっと小刻みに震えていることに気づきました。見当識はやや低下していましたが、記憶力や判断力がみるみる正常化していったのです。結局、症状を細かくチェックしていくにつれ、これはもうPD（パーキンソン病）しか考えられなくなり、1年間観察を続けましたが、やっぱりPDでした。適切な処方により、薬の副作用がなくなりフラットな状態になると、基礎疾患が浮き彫りになるのです。

つまり僕は、初診時には「誤診」していたのです。しかし、コウノメソッドは診断ありきではなく患者さんありきのメソッドです。僕は誤診していましたが、診断にこだわらず症状に合わせて処方調整を続けていました。コウノメソッドはたとえ誤診しても大事に至らないのです。恐るべしです。

僕は、初診1年後に、「お父ちゃん、ごめんなさい。僕、誤診してたわ。レビーレビー言うてたけど、パーキンソン病やったわ。ほんまごめんなさい」と謝罪しました。するとお父ちゃんは、「そんなんかまへん！　かまへん！　別に何の病気やろうが、良くなってくれたらそれでええ」と言ってくれました。つまり、医者は「結果を出してなんぼ」なんです。診断にこだわる前に、1秒でも早く元気にしてあげることが大切なんです。

幸子さんが入院する前から週に2回訪問看護に来ていた訪問看護師もびっくりして、「先生、いったい何をしたんですか、なんでこんなに良くなったんですか」と質問攻めにしてきます。あとで知ったことなんですが、どうやら入院する前から無表情で前傾姿勢でフラフラ危なっかしく歩いていたそうです。つまり、ばりばりパーキンソニズムが出ていたのです。当時は近所の町医者がかかりつけで、高血圧と高脂血症のクスリだけ延々と出し続けていただけだったと。ばりばりパーキンソニズムの患者を前にしても何もしない。町医者だからといってふんぞり返っていられる時代はとうに終わっているのです。

「特別なことは何も。精神薬をやめて米ぬか飲んでるだけですよ」と言うと、いまでは彼女もコウノメソッドを勉強して『米ぬか脳活性食』もご自身で購入して飲んでいるようです。旦那さんも「自分はまだまだボケられへん」と言って、『米ぬか脳活性食』を飲み始めています。寝たきりだった人がこんなに元気になるのを目の当たりにすると、それだけのインパクトはあるのだと思います。

幸子さんのように、在宅医療に切り換えてみんなハッピーになるケースはたくさんあります。病院のベッドの許容量が十分ではなくなったために、また医療費の節約のために、国から推進されてきた在宅医療のシステムですが、一方で在宅医療は患者さんが抱えている病気自体を治すこと、患者さんの残りの人生を有意義なものにすることにも大きく貢献しているのです。

なぜ在宅医療は、病院での治療よりうまくいくのでしょう。それは、科学としての医学をただ純粋に進めていくだけではできないことも、在宅医療なら可能だからだと思います。僕が野口英世先生や河野和彦先生に見るような、人のため、患者のために仕事をするという医師本来の魂は、在宅医療の訪問診療でこそ発揮できるものではないかと、僕は考えています。

自分の家で最期を……ご家族に見守られて

◉8割の人が病院で亡くなっている

世の中はすごい勢いで変化しています。30年前は誰も見たこともなかったパソコンが、いまでは社会に欠かせない道具になっています。ＩＴ技術の進化によって、複雑で精密な情報も一瞬に共有できるようになりました。僕はＩＴ方面にもマニアックに取り組んできましたから、いまパソコンやタブレットを取り上げられたら仕事の効率と楽しさが10分の1に減ってしまいます。

医学の進歩に伴って変化したこともたくさんあります。「人はどこで死ぬか」ということも、その一つでしょう。

昔は「人は自宅の畳の上で死ぬもの」というのが常識でした。しかし戦後、病院の数が増え医療技術が発展するにしたがって、入院したまま病院で亡くなる人が急激に増えていきます。そしてちょうど僕が生まれた１９７６年ごろに、自宅で死ぬ人と病院で死ぬ人の割合が半々になりました。この傾向はその後もずっと続き、現在ではほとんどの人（8割以上）が病院で亡くなっています（図4）。

入院療養中に病状が急変すれば当然病院で亡くなることになりますし、自宅などで急に亡くなった場合でも救急車で病院に運ばれて医師が死亡を確認するわけですから、やはり病院です。このような割合も当然でしょう。

しかし今後は、この割合が少し以前の程度に戻っていくのではないかと言われています。

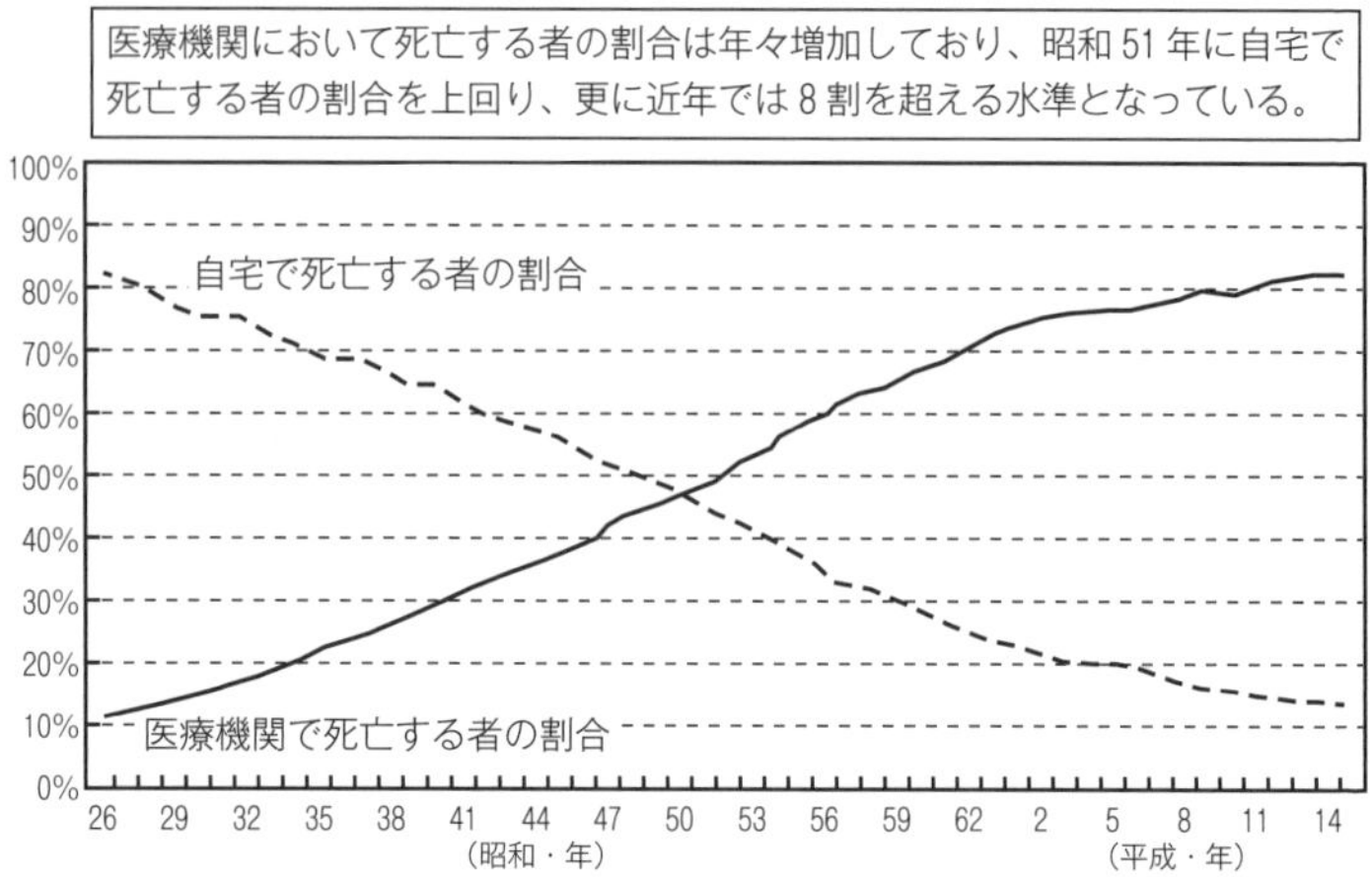

図4　医療機関における死亡割合の年次推移

資料：「人口動態統計」（厚生労働省大臣官房統計情報部）

在宅医療を受けられる環境が整ってきて、在宅でご家族に看取られて亡くなっていく人が増えてきたからです。

◉国も推進する在宅医療

これまでは、医療を受けると言えば入院か外来がほとんどでした。高齢社会の到来によってこれが事実上困難になってきたことが、在宅医療が進んだ理由の一つです。

全人口に対する65歳以上の高齢者数の割合は、昭和60年に10％を超え、20年後の平成17年には20％を超えました。現在は25％以上となり、日本人の4人に1人が高齢者という時代になっています。その増加傾向は今後も続き、20年後の平成47年には3人に1人が高齢者という恐ろしい時代になることがわかっているのです。

お年寄りというのは何かしらの慢性疾患を抱えているし、悪化すれば入院も必要になります。しかし、高齢者の増加に合わせて病院（ベッド数）を増やすことは困難です。そこで、医師や看護師が在宅の患者さんを訪問し、そこで病院と変わらない診療を行うという、これまでになかった「訪問診療」が国から推奨されるようになったのです。

現在は、全国のたくさんの病院やクリニックで在宅医療が行われるようになりました。そのきっかけとなったのが、平成18年に始まった「在宅療養支援診療所（在支診）」の制度です。

24時間体制で連絡可能で往診もできる、訪問看護師やケアマネとの連携も確保できている、などの要件を満たせば、在宅療養支援診療所として認められ、その地域で在宅療養する患者さんの訪問診療を行うことができるわけです。

患者さんは、在宅医療を行う診療所と契約を交わして訪問診療を開始することになります。

◉認知症患者さんは、どこへ行けばよい？

在宅医療を受けられる条件というのは、「何らかの理由で通院が困難な患者」であることです。医師が「通院困難患者」と判断すれば、誰でも在宅医療を受けることができます。

いちばん多いケースは、病院に入院していたが「これ以上は入院を続けても、やるべき治療はない」と判断されて退院になった患者さんです。これは当然、在宅医療を前提とした退院になるわけです。

末期がん、あるいは脳卒中で寝たきりの患者さんなどが退院したときに、そのあとの「看取り」も含めた（前提とした）訪問診療が始まることはよくあります。

認知症の陽性症状がひどくて施設も病院もお手上げといった患者さんも、在宅療養になります。ところが、一般の病院で受け入れられない、家庭でも介護が難しいというような「怒りまくり&暴れまくり」の患者さんは、訪問診療をやっている在宅医だってお手上げです。結局は、在宅も無理ということになり、緊急に精神科病院に入院させられるか、精神薬をたっぷり盛られて施設で「寝かされる」以外にないわけです。

そこまでいかなくても、施設にあずけられて「問題児」とか「困ったちゃん」になっているピック病やレビーの患者さんはたくさんいます。全国の老人施設の職員やヘルパーさんは、そうした患者さんの陽性症状にどれだけ疲弊していることでしょう。もちろん、家庭のなかにもある問題です。

◉在宅医は認知症が治せることが条件

なぜそうなるかというと、在宅医のほとんどが認知症を「治せない」からです。

前述したように僕自身も経験しましたが、「生活習慣病も外科疾患もなんでもこい」と思って在宅診療を始めた医師は、必ず認知症というわけのわからない病気に遭遇する宿命にあります。大きな大学病院のなかにおわす精神科や神経内科の偉大な専門医でさえ、「治療法はない、治せない、そういう病気だから仕方ない」と言っているのですから、それまで認知症患者さんさえ見たこともない医師に（コウノメソッド実践医以外の医師に）太刀打ちできるわけがありません。結果として「在宅でなんとか療養させたい」とご家族から依頼されても、入所か入院しか方法はない、ということになってしまうのです。

認知症の陽性症状で怒っている患者さんは、ほかに入院治療が必要になるような疾患を抱えていないことも少なくありません。陽性症状さえなければ、普通に在宅で幸せに療養できるのに、まるでタイホされてしまったように施設や病院に押し込められてしまうわけです。患者さんも不幸ですが、ご家族の悲しみも小さくないでしょう。

高齢者が4人に1人、3人に1人という時代に、認知症患者さんはますます増えていきます。同時に在宅医療のニーズもどんどん大きくなっていきます。そのなかで「認知症だけは対象外」というのは、とんでもないことです。今後急増するであろう家庭内認知症患者さんを治せることは、在宅医の当たり前の条件ではないかと思います。

施設への訪問診療が、うまくいかない理由

◉おおまかに4種類ある老人施設

ここで、患者さんに施設に入ってもらう選択肢についても考えてみましょう。

現実的には、認知症患者さんに施設に入ってもらうしかない、という選択をするご家族は少なくありません。しかし、現状を概論的に言えば、施設に入ったうえで認知症患者さんの治療がうまくいく例は少ないと言わざるをえません。施設で、訪問診療を受けている場合も、残念ながら同様なのです。

その理由を述べる前に、いわゆる老人施設というものの全体像を理解しておくことが必

要でしょう。

「施設」と一口で言いますが、高齢者が入所するための老人施設には、いくつかの種類があります。グレードもいろいろです。訪問診療ができない類の施設もあります。

施設が良いか、在宅が良いかを考える前に、まずどのような老人施設があるのか、それぞれどのような特徴があるのか、概要を把握しておきたいと思います。

まず、老人施設には次の4種類があると考えてください。それぞれ簡単に説明します。

①老健（介護老人保健施設）

通称、老健《ろうけん》と呼ばれるこの施設は、比較的少ない費用（月10万円前後）で医療管理下での看護や介護、回復期リハビリが受けられ、医療法人や社会福祉法人などが運営する公的施設です。主に医療ケアやリハビリを必要とする要介護状態の高齢者（65歳以上）を受け入れています。食事や排泄介助などの介護サービスは提供されるものの、あくまで在宅復帰を目的とし、自宅などに戻るためのリハビリが中心です。そのため、入所期間である3か月ごとに退所あるいは入所継続の判定が行われ、検討会議で退所可能であると判断されたら退所しなくてはなりません。

老健にいる患者さんに対して、外部の医師が往診することはできませんが、他院の外来受診は可能です。

②特養（特別養護老人ホーム）

特養は、社会福祉法人や地方自治体などにより運営される主に介護保険を利用した公的な介護施設です。寝たきり患者や胃瘻患者など重症度の高い患者さんを、初期費用は必要とせず少ない費用（月5～13万円）で基本的には亡くなるまでみてくれます。

入居対象は要介護3～5の高齢者と限定的で、医療必要度が高い人は断られます。特養の施設の数は十分ではなく、入りたいけど入れない順番待ちの「待機高齢者」がたくさんおられます。また、ベッドは空いていても介護スタッフの確保ができず入所できない施設というのも、最近増えています。公的な補助金で立派な建物を作ったのはいいが、従業員が確保できないというお粗末な現状です。

特養には嘱託契約をしている医師がいます（僕も経験しました）が、その実際はお薬の定期処方や簡単な血液検査程度で、積極的な診療は行われていません。特殊ケースを除き外部の医師は往診することもできません。入所している患者さんが専門的に受診しなければいけない場合には、外部の病院を受診することになります。

③有料老人ホーム

主に株式会社など民間事業者によって運営されている老人ホームです。これには3種類あり、「介護付」「住宅型」「健康型」があります。民間施設ですから施設やサービス等のグレードもさまざまですが、費用はだいたい月額15万円から30万円程度と老健や特養と比べて高額です。運営会社によって介護サービスの種類や質に大きな幅があるので、慎重に選択する必要があります。

有料老人ホームは2016年現在、「居宅」の扱いであり、ご自宅と同じように在宅医療を利用できます。しかしその実態は、「施設が提携している外部の医療機関」を主体とした訪問診療によって、個々の医療支援サービスが行われています。

④サ高住《こうじゅう》（サービス付き高齢者住宅）

サ高住は、国土交通省によって高齢者の専用住宅として認められた「サービス付き高齢者住宅」のことです。介護施設というよりも、25㎡以上の居住空間、バリアフリーといった条件がクリアされた、高齢者が安心して暮らせる賃貸住宅と言ったほうがわかりやすいでしょう。ご家族が同居できるところもあります。

サ高住には、安否確認や生活相談といったサービスは付いていますが、基本的に賃貸マンションと同じですから、医療や介護のサービスは一般の在宅と同じように個々が外部の事業者から選択して受けることになります。したがって当然、サ高住でも在宅医療を受けることができます。

◉老人ホームの患者さんへの訪問診療では、ご家族の意見を聞くことができない

さて、老人ホームにいても訪問診療は受けられます。それは、前述した③有料老人ホームと、④サ高住の二つだけです。老健や特養では、訪問診療は受けられません。

ただし、有料老人ホームやサ高住にいる認知症患者さんに対して訪問診療はできるのですが、ご自宅の場合と比べてかなりやりにくい面が出てきます。ご自宅と同じような、こまやかに対応する訪問診療は、施設の場合にはなかなか困難なのです。

その理由は、簡単に言えば、患者さんのご家族とのコミュニケーションが取りづらいからです。

有料老人ホームやサ高住に入っている患者さんのご家族は、あまり面会に来られません。介護サービスがしっかりしているので、安心されているのだとは思います。毎日一緒にいるわけではないので、患者さんの具合の把握も家族目線ではほとんどできません。

しかし、認知症患者さんの診療では、患者さんの何をどのようにしたいのか、その要望を聞くことが重要になってきます。マニュアルどおりに薬を増量すればいいわけではなく、患者さんごとに異なる状況にこと細かく対応し、患者さんが暮らしやすく、ご家族も安心して介護できる（施設に預けられる）状況をつくっていくことが、認知症を診る在宅医の役目なのです。これはコウノメソッドが最も大事にするところです。

そこにマニュアルはありません。標準的なやり方というのは、ないのです。

答えは、それぞれの患者さんやご家族が持っています。在宅医は、まずはご家族と（可能であれば患者さんとも）密接なコミュニケーションを地道に続けていき、強い信頼でつながった人間関係を築いていくことが求められます。

そうやってご家族や患者さんが何でも話せるような関係ができて初めて、患者さんやご家族のなかにある答えを見つけることができ、そして的確で充実した訪問診療が可能になるわけです。

患者さんのご家族とコミュニケーションが取れないと、結果として老人ホームにおける訪問診療の内容は少しずつ「患者さん本位ではないもの」になっていくのです。

◉「老人ホームの都合」になっていく診療

老人ホームを訪問して認知症を診る医師は、ご家族がそこにいないと、何に応える診療を行っていけばよいのかが見えません。そうなると医師は、施設のスタッフの要望に応える診療を行うようになります。

まずは、老人ホームに勤める看護師です。看護師は、看護師自身の要望を持っていますし、またそこの老人ホームの介護士からの「こうしてほしい」という要望も託されています。それらを自分のなかで消化して、訪問診療に来た主治医にうったえてくるわけです。

たとえば、看護師は介護士から「Aさんの便が軟らかくておむつ交換が大変なんです。なんとかしてください」といつも言われています。しかし下痢止めが投与されて便秘気味になったら、浣腸や摘便（指で便をほじくりだすこと）をしなければならなくなり、その結果Aさんは精神不穏になってしまうかもしれません。だから看護師としては、便はやわらかい程度のままのほうが好ましいのです。

あるいは、施設内を徘徊しているBさんがいます。看護師の目線で見れば、しっかり歩けていて転倒リスクも少なければ、運動にもなるし本人の気分転換（？）にもなっているのだから、とくに問題はないと映ります。しかし、介護しているスタッフにとっては、たまったものではない、ということになるわけです。

このようなスタッフ間の要望を、どこで折り合いをつけるか。主治医は、Aさんに下痢止めを処方すべきか、Bさんに徘徊を止めさせる薬（グラマリールなど）を処方すべきか、考えることになります。そのとき頭に浮かぶのは患者さんやご家族の顔ではなく、スタッフやもっと上の施設長、そして社長の顔になっていくのです。

うったえているのがご家族ではなく施設のスタッフということになると、どうしても「すべては患者さんのため」という視点から少しずつ離れ、「スタッフの毎日の仕事の手間や大変さを少しでも軽減するために」という視点にシフトしていきます。診療内容は施設の都合になっていくわけです。

◉ご家族がいない、担当スタッフも変わる

認知症患者さんの困った症状をおさえるための治療は、薬の処方で行います。それは患

者さんの頭の中をコントロールするために行うので、その処方はきわめて慎重で微妙に行わなければなりません。患者さんの症状をいつも見ながら、薬の種類や用量を適宜変えていくような、デリケートな服用が必要です。

コウノメソッドは、それはいつも一緒に生活しているご家族が行うのが最も合理的である、ということから「家族天秤法」を提唱しています。医師から処方された薬を服用して効き目が現れたら少し減らす、効かなかったら少し足す、天秤を見てさじ加減を判断するのはご家族しかできない、というわけです。

したがって認知症の治療では、患者さんの観察がとても大事ですし、その情報をできるだけ正確に医師に伝えることも大事になります。

ご自宅での訪問診療では、主治医が介護しているご家族と濃密なコミュニケーションを継続していることによって、この情報交換はどんどん精度が上がりうまくいくようになります。コウノメソッドはご家族をも成長させるのです。

ところが老人ホームでの訪問診療では、きめこまやかな情報がほとんど上がってきません。介護スタッフはそれぞれの患者さんの様子を介護日誌などに毎日記録していますが、それは正直に言えばあまりにも稚拙なもので、訪問医にとってあまり役には立つものではありません。もちろん、愛する患者さんをご自宅でみているご家族の視線と同じものを、老人ホームの職員に求めるほうが酷なのです。つまり、施設の限界ということです。

また、患者さんを担当している職員も、施設の都合でころころと変わります。

たとえば、入所して3年になるCさんをみている看護師は、もう3回も変わっています。介護士は4回変わっています。こういうのはざらにあるのが現実です。

認知症患者さんは、意味がわからないなかでも、自分を介助する人がずっと同じ人なら、その人となりを把握して理解していくようになります。それは一つの安心感につながっているはずです。

介護士のほうも、長年同じ患者さんの世話をしていると、言葉がなくても通じ合うような感覚をつかんでいきます。新しい患者さんはいろいろな意味で手間がかかり、それが患者さんの負担になっていきます。仕事と割り切ってやればとくに気にもなりませんが、患者さんのことを思うと、やはりかわいそうに感じます。

同じ患者さんをみていくチームとしても、スタッフがころころ変わると何もできなくなってしまいます。在宅医療は、主治医をはじめとするさまざまな医療スタッフがチームとなって一人の患者さんを支えていくものですから、主治医はスタッフが変わるたびに膨大な情報を新しい担当者に説明し、理解してもらわなければなりません。ようやくチームになってきたと思ったら壊されてしまうので、チームとしての成長など思いも寄りません。

しかしこれも、施設の限界です。

◉施設事業者の理念を聞くこと

患者さん本人のことを考えれば、施設よりも自宅での在宅医療のほうが良いことは言うまでもないことです。僕が行っているような、コウノメソッドをベースとして患者さんやご家族とのストーリーを大事にしていくような在宅医療は、施設では不可能というのが現状です。

しかし、ご家族の立場で考えると、患者さんに良い施設に入ってもらうことが最大公約数的なベストの選択になることもあります。とくに都会のご家族であれば、施設のほうが良いという状況も少なくないかもしれません。

その場合に、ご家族がしっかりと考えなければいけないことは、やはり施設（有料老人ホームやサ高住）の選択なのです。良い施設でなければ、どのようなケースであれ、あまり幸せなことにはなりません。

さまざまな施設がありますから、ご家族が施設を選ぶのは当然のことです。ただし多くの場合、候補の選択をケアマネージャーに任せて、あとは営業マンの話を聞いて決める、というような流れでしょう。それは「良い施設を選ぶ」という意味では、かなり不十分なのです。

僕が見ていて思うのは、良い施設かどうかは経営者に大きく左右されている、ということです。経営者がどのような理念でその施設を経営しているのか、そこをしっかりと見て患者さんを入れる施設を決めてほしいのです。

大手の場合には社長の話を聞くことは難しいと思いますが、そのエリアを担当するいちばん上の幹部なら必ず現場にも来ています。その人がどのような思いで介護事業を行っているのか、できれば面会して話を聞き、納得したうえで決めれば、あとあといやな思いをすることもなくなるし、トラブルも少なくなると思います。

さらに、入居前にその施設に来ている医療機関の話を聞く機会を設けてもらえるのであれば、それもしっかりと聞いて確認することをお勧めします。施設と同じように、医師の内面もいろいろであることを覚えておくべきです。その医療機関の院長がオーナーなのか、雇われ院長なのかもぜひ確認しましょう。

◉施設でコウノメソッドを行う難しさ

医師の違いで天国と地獄の差があるということは、一般の人の多くが知らないことです。その差は、認知症患者さんを含む高齢者を対象とした医療では、とたんに大きくなることも特徴と言えるでしょう。

だから「施設を決める前に、そこの医師の話も聞いておく」ということが必要なのです。ところが、一方で施設の医師ができることは限られている、ということもまた事実です。これも施設の限界と言えるかもしれません。

私は施設の訪問診療から、在宅医療の世界に入りました。その過程でコウノメソッドを勉強し、実践もしていったわけですが、結論から言えば僕はかなり叩かれました。ご家族が支払う医療費の額だけを見て、医療のことは何も知らない（考えていない）施設長が「うちの施設で商売してるのか」と、「悪徳医師」のレッテルを貼られてしまいました。

クレームが山のように届き、「あそこに行くと金を吸い取られる」みたいな噂があちこちで広がってしまいました。

たしかにコウノメソッドは、保険が効かない自費のサプリメントや保険外の自由診療に属する点滴などを武器にしています。しかしそれは、当然ながら、ご家族が必要性を理解して同意して行われていることです。

それでも、わかろうとしない人たちに説明する労力は大変なもので、僕は施設を次々に「さようなら」していくしかありませんでした。こうして、一般のご自宅に伺う訪問診療に特化していったわけです。

ただし、最近はこのような状況も少しずつ変わってきています。

大手の有料老人ホームのグループが、コウノメソッドを行う医師を探して訪問診療の依頼をするようになったのです。それは、そうした大手企業のグループが施設運営を行ううえで避けて通れない認知症医療というものに真摯に勉強し、患者さんやご家族のためになるコウノメソッドを実践していくことが結局は施設経営を支えることにつながるのだ、ということが明らかになったからなのでしょう。

実際、僕自身ある大手の施設から「手に負えない認知症患者が3名いる、定期的に訪問して診療をしてくれるコウノメソッド実践医を探している」という依頼を受け、診るようになりました。

さっそく行ってみると、患者さんは某ブランド病院の神経内科でセロクエルという抗精神病薬を大量に飲まされていて、どうにもならない状態でした。それは、コウノメソッドでなんとかするしかない、ということがわかる施設（経営幹部）が、ようやく現れてきたのです。

患者さんにとって、在宅でのんびり療養がいちばん

◉周辺症状も、ほかの疾患も、在宅で良くなる

認知症患者さんは、認知症がなければ通院の必要もないくらい元気、という人も少なくありません。家庭の状況が許すのであれば、認知症患者さんこそ、在宅で療養するに越したことはありません。認知症患者さんには、在宅で訪問診療を受けるのが原則としていちばんなのです。

その理由は第一に、患者さん自身の症状のためです。

認知症が重度に進んでいなければ、患者さんはご家族のことを理解できます。認知症患者さんは自分が弱い存在だということはわかっていますから、何よりも介護してくれるご家族（あるいはヘルパーさん）を頼りにするのです。信頼できるご家族と一緒に、住み慣れた家で、当たり前の暮らしを続けることは、患者さんにとっていちばんの環境です。心

は落ち着き、周辺症状を予防したり抑えることにつながります。これは決して医師にはできない「認知症治療」と言えるでしょう。

言い換えれば、周辺症状があるからといって病院や施設に入れてしまうと、患者さんの不安感は大きくなり、それが恐怖になり、かえって周辺症状の悪化につながります。病院や施設では周辺症状をそのままにしておくことは許されないので、強すぎる向精神薬が処方されてしまいます。それは在宅療養が可能だったケースと比べると「月とスッポン」くらいの違いになります。

認知症以外の疾患がある場合でも、入院して治療するよりも、在宅治療するほうが治療効果が高まる傾向があることがわかっています。入院中と同じ治療を行っていたのに、在宅医療になったとたん検査数値が改善した、という例はたくさんあります。

患者さんにとって入院しているということは特別なことで、不安やストレスも高まり、いわゆる自然治癒力が落ちてしまうのだと思われます。自宅で良くなるなら、それに越したことはありません。

◉在宅の利点はたくさんある

第二に、患者さんに関わる看護スタッフ・介護スタッフのストレスを軽減します。さらに、訪問看護や訪問介護という在宅患者さんを親密に支援していく仕事は、それぞれの専門職としてのモチベーションを上げることにつながります。

周辺症状が激しければ何もできません。しかし、コウノメソッドでいったん周辺症状を抑えることができれば、その後の看護や介護はその延長線上で進めていくことができます。医師の訪問は2週間に一度で十分過ぎるようになり、その間のことは看護師や介護士に「任せる」ことができます。

そうなると、コウノメソッドを実践できる医師は、その分の時間をほかの在宅の認知症患者さんの訪問診療に充てることができます。それによって、認知症でもハッピーに在宅療養ができる家庭を増やすことができます。

第三に、高齢者全般に心配されるさまざまな疾患について、早期発見や予防が可能になるということです。認知症患者さんは、自分が感じる不快な症状をご家族に伝えられません。それがいろいろな疾患の発見を遅らせ、悪化を進めてしまう結果となりやすいのです。認知症で在宅医療を受けていれば最低でも2週間に一度は医師の診察が受けられますから、患者さんの全身状態は継続的に医師によって観察されていきます。病気の芽は早めに対処して摘み取ることができますし、入院治療が必要になるような場合にも的確な判断が得られます。ご家族は患者さんの健康管理は「おまかせ」でいられるので、その点はとても安心と言っていただけます。

◉患者さんの生活環境にアドバイスができる

認知症患者さんが在宅で療養できるメリットの4つ目は、医師、看護師、介護士などに患者さんの毎日の生活環境を実際に見てもらえる、という点です。

たとえば僕は、最初に訪問したお宅では必ずトイレをお借りするようにしています。すると、窓があれば換気のためにたいてい少し開けてあります。冬場には、居室とトイレの温度差が大きくなるでしょう。トイレに入っただけで血圧が急激に上がりますから、患者さんの血圧が高いとか、動脈硬化などの心配があるような場合には、そこに大きな危険がひそんでいることになります。

「寒い季節はトイレの窓を閉めて、できれば人感センサー付きのセラミックヒーターなどの安全な暖房があるといいですね。ネットで数千円で買えますよ。トイレの扉を開けて温度差をなくすだけでもいいですよ」

などとアドバイスできるわけです。

また、最初の訪問診療のときは必ず、患者さんの動線を確認します。朝起きたらどこで食事をして、食事が終わったらどこに居るのか。ベッドはどこか。トイレに行くときはどのように動くのか。その患者さんのいつもの動線に、転倒する危険はないかを見るのです。そして患者さんがスムーズに動けるように、ベッドや家具の位置をこういう風に変えたらいいですよ、とアドバイスもします。

たとえば、ベッドに寝ながらテレビを見ている患者さんは多いのですが、たいていテレビはベッドの横に置いてあります。患者さんは右か左を向いた体勢を毎日続けますから、骨格が歪んで腰痛などを起こしやすくなるし、床ずれもできやすくなります。ずっと横を向いているので、耳に床ずれができたり、顔の半分がむくんだりしていることもあります。

テレビはベッドの足元に置き、患者さんは背もたれで半身を起こしてテレビを見るようにするとよいのです。このほうが疲れないし、姿勢もしっかりします。

エアコンの位置も重要です。冷気・暖気の風が直接患者さんに当たると、患者さんの皮膚は乾燥してガサガサになってしまいます。夏場は、カラダが冷えすぎてしまう心配もあります。冬場のエアコンは、カラダから水分を奪い脱水してしまいますし、インフルエンザにもかかりやすくなります。

生活保護を受けている患者さんのところへ訪問診療すると、患者さんの居室にほとんど光が入らないことがあります。昼間でも暗いので電気を点けているわけですが、日光を浴びないためか、みなさん「うつ」っぽい傾向があります。ですから、朝起きたら10分でも15分でも外に出て日光を浴びてくださいね、というようなアドバイスをします。

患者さんはみなさん高齢者ですから、そうしたささいなトラブルから全身状態を悪くしてしまうことがあります。しかし、患者さんはもちろんご家族も、その環境が良くないということを知らないことが多いのです。訪問診療のときにそれを指摘して個々の家庭に合わせた生活指導をしていくことは、患者さんが将来的に起こしやすい病気を未然に防いでいくためにも価値があります。

在宅医療は、患者さんとご家族にたくさんの安心を与えてくれます。そして、患者さんとの最後までの貴重な時間を一緒に過ごすという、ほかにない大きな価値があるわけです。

スペシャリスト看護師がフォローアップ

◉医師一人では何もできない

コウノメソッドが認知症や神経難病の標準的な治療法になれば、認知症や神経難病という病気が抱える社会的な問題のほとんどは解決していきます。しかし現状では、コウノメソッドはごく一部のコウノメソッド実践医（現在全国に350人程度）しか行っていません。

このような状況は、決して一人の医師で打開できるものではないでしょう。河野先生も、コウノメソッドというきわめて優れた武器を持っているにもかかわらず、またその膨大な成果は誰の目にも明らかであるのに、学会から無視され続けています。

僕も河野先生の援護射撃をしたいと考えていますが、一人ではほとんど何もできません。訪問診療は医師と看護師の二人三脚の仕事ですし、歯科医師、理学療法士や薬剤師など多くの医療専門職も関わってきます。さらに、介護職である訪問介護士やケアマネージャーもチームの一員です。したがって在宅療養では、さまざまな職種の専門家が連携（多職種連携）しながら関わっていくことが不可欠です。したがってコウノメソッド実践医が在宅医になった場合、在宅療養に関わるすべての職種がコウノメソッドの手法を理解し、それをベースに動いていかなければなりません。

在宅診療を受けている個々の患者さんに対して、コウノメソッドを軸にたくさんの職種が関わっていくことで、現在の認知症医療には少なからず問題があって、その問題はコウノメソッドで解決できるんだ、ということが草の根レベルで広がっていけばいいと僕は思っています。そのためには僕のまわりの医師を育て、看護師を育て、コメディカルの方たちを巻き込んで組織を大きくしていくことが大切だと考えています。一人の医師ができることはかぎられているのです。

◉訪問看護師の役割がどんどん大きくなっていく

チームでしっかりと意志統一の取れた在宅医療を行っていくことが大切で、それぞれの職種はそれぞれ重要になってきます。とくに在宅における看護師の存在は、病棟や外来における役割とは比べ物にならないくらい重要で、個々のスキルアップは欠かせません。

うちはいま医師は僕一人ですが、訪問看護ステーションを併設して常時7名ほどの訪問看護師がいます（ほかに外来の看護師が2名）。ほかに理学療法士や作業療法士、さらにアロマセラピストやケアマネージャーもいます。それらの医療・福祉スタッフは全員コウノメソッドを勉強して、基本的なところはマスターしています。

このような体制が整っていれば、たとえ医師が一人でも在宅の患者さんを小まめに観察し、きめ細かい対応が可能になります。

まず在宅療養がスタートした段階で、週に1回の訪問診療を僕のスケジュールに入れます。訪問診療は月に2回が標準ですが、最初は処方した薬の効果や副作用を僕自身の目で確認したいので、少なくとも週に一度は看護師とともに訪問します。陽性症状が激しくてご家族が困っているような場合は、週に2回行きます。

どのような患者さんも、コウノメソッドを適用すれば、どんなに遅くても3か月で症状は落ち着いてきます。そこからは、僕の訪問診療は2週間に1回になります。僕が行かない週は訪問看護ステーションから看護師が行きます。重要なのは、そのときです。

たとえば、パーキンソン症状があってグルタチオンの点滴を行っている患者さんのところでは、看護師は必ず肘や膝などの関節を動かし、歯車現象の有無を確認します。つまり、看護師が神経学的な身体診察を行うのです。パーキンソン症状の具合を確かめて、内服薬の副作用の有無やグルタチオン点滴効果、その日の点滴の量を判断するためです。そしてもしも歯車現象が強く感じられれば、僕がいなくても、看護師はあの薬をこれくらいに減らしたほうが良いとかグルタチオンの用量を変えたほうがよいと判断し、僕に確認の電話を入れます。僕は「そのとおり」と言うだけです。

看護師は、ご家族から患者さんのいろいろな話を聞きます。最近、階段の昇り降りがちょっと怪しくなった、昨日ちょっと足元がふらついた、そんな情報もグルタチオン投与量の判断にとって重要になるわけです。

看護師がコウノメソッドを知らなければ、こんなことはできません。コウノメソッドを知ることで、看護師としての役割の重要度が高まることになるので、患者さんやご家族を良くすることへのモチベーションが上がります。

●やり甲斐の大きい訪問看護

僕自身は、看護師が医師の代わりを8割くらいはできるように、育てていきたいと考えています。大切なのは自分で考えることですから、「どうしたらいいでしょう?」という質問は受け付けません。「このようにしたいと思いますがどうですか」と、必ず自分の発想を述べて意見を求めるように教育しています。

このように、従来は医師が行ってきた仕事を看護師に任せるようにすると、看護師は自分の役割を自覚して、仕事に対して誇りを持つようになります。ただ先生の言われたとおりに助手の役割を果たしているのではなく、看護師としてご家族の話を聞き、患者さんを注意深く見て、薬剤の用量などもある程度の判断をしていく。その責任を与えると、看護師も患者さんを支えるスタッフの一人としてのやりがいを感じるようになります。自分も患者さんを救うスタッフの一人なんだという自覚が芽生えてきます。医療者の一人だという誇りを持つことができ、生き生きと仕事をしてくれるようになります。

これがとても大切なのです。

いまどこのクリニックでも、看護師さんを欲しがっています。採用してもすぐに辞めてしまう看護師が多いのですが、当クリニックではその役割を重要視して何でもやってもらうようにしているためか、離職する人がほとんどいなくなり、安定経営につながってきました。職場には、とてもポジティブな良い風が吹いています。

◉看護師天秤法から、家族天秤法へ

前の章で述べたように、コウノメソッドでは、同居して介護しているご家族が患者さんの様子を見ながら薬剤の用量などを細かく調整する「家族天秤法」を推進しています。

認知症の症状は時間とともに変化しますし、薬の効果が現れれば用量を減らしたほうがよい場合もあります。ご家族が医師（コウノメソッド実践医）の指示にしたがって、これにうまく対応できれば、患者さんへの処方の「さじ加減」はよりきめ細かなものになります。コウノメソッドの効果は、家族天秤法によってより上がるというわけです。

ただし、家族天秤法はいつもうまくいくわけではありません。ご家族が患者さんの何を見て、どのように判断すればよいのか、その基本的なところを理解していることが条件になるからです。患者さんが服用している薬剤はどのような作用が期待されていて、副作用としてはどのようなことに注意していればよいか、そういうことをご家族が理解していないと家族天秤法はできません。

僕は大事なことは紙に書いて渡しますが、「そういうことはわからない」と最初から任せられることを拒否されることもあります。決して難しいことではないのですが、ご家族の方がその気にならなければ家族天秤法もなかなかうまくいきません。

したがって在宅医は、くり返し訪問しながら少しずつ「ご家族の意識教育」にも取り組んでいくことが必要になってきます。介護するご家族にも、在宅医療の片棒を担いでもらえるようにもっていくことが大事なのです。

その過程で、コウノメソッドを理解した訪問看護師が、たとえドクターがいなくても患者さんの様子を見て調整できるということは、とても大切になってきます。最初は家族天秤法がうまくいかなくても、訪問看護師がご家族から患者さんのお話を聞き、自分が判断することをご家族にわかりやすく解説していくことで、少しずつご家族も薬のさじ加減のコツがわかってきます。

こうしてコウノメソッドは看護師から介護するご家族にも入り込んでいき、患者さんをより良い状態に持っていくことがよりシステマチックになっていきます。

◉薬剤師もコウノメソッドの理解を

コウノメソッドで使われる薬剤は、一般の医師や薬剤師が疑問に思うようなものも少なくありません。大昔の薬で、いまではそんな薬はどの医師も使わない、というような薬が意外に重要であることがよくあります。

たとえば、食欲がない患者さんに対する処方（食欲改善セット）のなかには「プロマック」という胃薬が入っています。これは胃潰瘍や胃炎の治療に使われる薬です。しかし河野先生は、このプロマックという薬には亜鉛が多く含まれている点に注目して、食欲がない患者さんへの処方としています。なぜなら、亜鉛を十分に摂取することで味覚が改善されるからです。

それで、僕は食欲不振の認知症患者さんにプロマックを処方します。すると、その処方箋を薬局に持って行ったご家族は、薬剤師にこう言われるのです。

「え？　プロマック？　胃が悪いなんて先生、言ってないのにプロマックが出てるわ。なんかおかしいんちゃう？」

それでまた一つ、面倒なトラブルになります。

僕のチームにいる薬剤師なら、コウノメソッドを知っているので、僕の処方の意図をすべて理解しています。それをご家族にきちんと伝えてくれるので、ご家族も患者さんも安心して服用できるわけです。

コウノメソッドの食欲セットとしては、プロマックのほかにもう1種類、ドグマチールという薬が推奨されます。そこで僕はドグマチールも処方します。

ドグマチールは胃の血流を良くして食欲を高める、とても良い胃薬で、若干の抗うつ作用もあることがわかっています。ただ、ドグマチールには副作用も多く、説明書きにはパーキンソン症状、意欲減退など、いろいろと注意すべき症状が書いてあるのです。薬剤師も事務的に口頭で説明します。するとご家族から「こんな怖い薬、飲んで大丈夫ですか」と、クリニックに電話がかかってくるのです。薬剤師の説明が足りないのです。

コウノメソッドを勉強して僕の処方の仕方も熟知している薬剤師なら、こう言います。

「いちおう副作用としてこういうことが書いてありますけど、石黒センセの出してる50㎎というのはふつうの処方の3分の1です。しかも石黒センセは、だいたい2週間から4週間でこのお薬から撤退します。だから安心してのんでくださいね〜」

患者さんやご家族は、安心して僕が処方したドグマチールを服用して効果をえられるわけです。

コウノメソッドを看護師、理学療法士、薬剤師など、在宅医療に関わっている医療従事者が実践するということは、そのすべての職種の人たちが、考え、判断する力を養っていきます。それが在宅医療をチームとして成功させる力になります。

コウノメソッドをすべての医療従事者が勉強し実践する本当の価値が、ここにあります。

第4章

点滴療法でみるみる患者がよみがえる

症例

「いま信じられないことが起きてます!」

関戸恵子さん(仮名・68歳)はレビー小体型認知症と診断され、アリセプトが処方されました。アリセプトはレビー小体型認知症にも適応が認められていますから、間違った処方ではありません。ところが2週間後に5㎎に増量されてから、恵子さんは急に足元がふらつくようになりました。

アリセプトの副作用は、興奮のほかに歩行障害もあります。しかもレビーの患者さんは薬物過敏症があるため、普通の人の何倍も薬が効いてしまいます。恵子さんの足元のふらつきは、レビーなのに普通の人と同じようにアリセプト5㎎を服用した結果の副作用に間違いありません。

しかし主治医に訴えても処方は変わらず、整形外科でのリハビリを指示されました。その整形外科に、僕と連携して在宅の患者さんをみている理学療法士がいました。この理学療法士は恵子さんのカラダに触れ、パーキンソン症状が現れていることをすぐに確認しました。そして、この状態でリハビリを続けても効果は期待できないと考え、ご家族と相談して、僕に援護射撃を依頼したのです。

さっそく恵子さんの自宅を訪問しました。恵子さんは意識障害も現れていて、ベッドにいました。ぼんやりして、受け答えもはっきりしません。腕を動かしてみると、はっきりと歯車現象が見られました。

僕はご家族に恵子さんの状況と対処法を説明し、グルタチオンとシチコリンの点滴を行いました。アリセプトの服用も中止です。すると僕が帰るときには、恵子さんはベッドから起きて脇に立ったのです。ご家族は驚いておられましたが、僕にとってはもう何度も見たおなじみの光景でした。

数日後、理学療法士から電話が入りました。興奮して大きな声をあげてきました。

「センセー、何かやったでしょう。いま目の前で信じられないことが起こってます」

恵子さんが自宅内で、普通に歩いているというのです。ずーっと車椅子生活だったのに、筋肉をほぐして何度か歩行のトレーニングをやったら、もうスタスタ歩き始めたそうです。

僕と点滴療法との出会い

コウノメソッドは、数多くの認知症患者さんを診てきた河野先生の豊富な診療経験からつくり上げられたマニュアルです。河野先生はいまも全国から来院するたくさんの認知症患者さんを診ていますから、コウノメソッドも常に進化しています。毎年、年末までに翌年名義のコウノメソッドが発表され、改訂されています。

認知症というのは複雑な症候群で、さまざまな症状がさまざまな疾患から起こってきます。コウノメソッドが世の中に知れわたるようになると、河野先生も見たことがないような患者さんも全国からやって来るようになりました。そういう患者さんから河野先生は、また新しい非常に重要な治療メソッドを経験的に獲得していきます。

最近では、神経内科の領域で難病とされている病気についても、河野先生は治療実績を上げるようになりました。点滴療法は、そうした進化の過程で2014年春にコウノメソッドに組み込まれたものでした。

ただし、僕が初めて点滴療法を知ったのは、コウノメソッドに出会うよりもずっと前のことでした。大阪梅田にある診療所で週に1回、「高濃度ビタミンC点滴療法」（自由診療）の外来を行っていたからです。

僕はその高濃度ビタミンC点滴療法外来を実践するために、点滴療法の権威であるアメリカでその手法を学び日本に最初に持ち込んだ柳澤厚生先生（2008年まで杏林大学保健学部救急救命学科教授）に教わりに行きました。柳澤先生が点滴療法研究会を発足させたのは、ちょうど僕が高濃度ビタミンC点滴療法外来を始める少し前のこと（2007年）で、その後僕はコウノメソッドに出会うわけです。

泌尿器科が専門だった僕にとって、点滴は身近なものでした。現在でも、自分のクリニックで点滴療法は行っています。だからコウノメソッドがGCS点滴療法を推奨したときも何の抵抗もなく、それぞれの点滴を認知症患者さんに行うことができたのです。

以下、コウノメソッドのGCS点滴について詳しく説明していきましょう。

GCS点滴①…グルタチオン大量点滴療法

◉コウノメソッドに登場したグルタチオン大量点滴

「GCS点滴」は、グルタチオン（G）、シチコリン（C）、ソルコセリル（S）という3つの薬剤の点滴です。点滴によってこれらの薬剤を大量に患者さんに入れることで、認知症の症状を大きく改善することができます。

まず、グルタチオンについて説明しましょう。

グルタチオンは3つのアミノ酸（タンパク質の原料）がつながったペプチドと呼ばれる物質で、栄養剤として昔から利用されているものです。過激な活性酸素を消去する抗酸化力が強く、肝臓の解毒機能を高める作用があるとされています。薬としても認可されていて、薬物中毒、アセトン血性嘔吐症、金属中毒、妊娠中毒などに適用が認められています。

また、肝臓の解毒機能は皮膚の状態にも影響するので、慢性湿疹、色素沈着、シミなどの皮膚の治療に対しても保険適用になっています。内科や皮膚科では、医療現場においてときどき使われるものなのです。

ただし、グルタチオンの保険適用は200㎎までです。

このグルタチオンを点滴や静脈注射で大量投与することによって、いろいろな効用を得られることがわかってきました。コウノメソッドで推奨している量は600〜3600㎎、当クリニックでは最大で4000㎎までです。

認知症患者さんで、パーキンソン症状があって動きが悪いような場合には、グルタチオン大量投与はとても効果があります。グルタチオンは、脳内のドーパミンという物質を壊す酵素のはたらきをじゃまするので、結果的に脳内のドーパミンが増えるのです。ドーパミンはカラダの動きを良くするだけではなく、別名「幸せホルモン」と言われるくらい患者さんに幸福感を与えますから、患者さんにはとても良いようです。

パーキンソン病になると、ドーパミンが不足するために手足の震え、動作緩慢、歯車現象、立ち上がり困難、歩行困難といった症状が現れます。グルタチオンの大量投与がその症状を緩和するのは、ドーパミンを増やすからだと考えられています。

パーキンソン症状は認知症（とくにレビー小体型認知症）でも、現れることが少なくありません。たまたま柳澤先生が主催する点滴療法研究会に参加しているコウノメソッド実践医が、河野先生にグルタチオン点滴のパーキンソン症状に対する効果を報告したそうです。患者さんを治すことに貪欲な河野先生は、あらためてグルタチオンに注目し、２０１４年１月から『名古屋フォレストクリニック』の外来患者に対して大量点滴を開始しました。

その年の暮れに発表された「コウノメソッド２０１５」には、前年のトピックスとして次のような記述が加えられました。

「[グルタチオン大量点滴]を年間７００名以上に施行し、歩行改善、筋弛緩、筋痛除去などの即効作用が確認された。フェルガード[米ぬか脳活性食]との併用はＦＧ療法と称し、認知症以外の領域（小児精神科、神経内科難病、膠原病）に大きな治療手段の可能性を見出した」

◉バラバラに出会った療法が一つにつながった

じつは僕は、河野先生が始めるかなり前に、パーキンソン病の患者さんに対してグルタチオン点滴療法を行った経験がありました。

梅田の診療所で高濃度ビタミンＣ点滴療法外来を始めて1年くらいたったとき、点滴療法研究会の柳澤先生からグルタチオン点滴療法の話が出てきました。米国ではパーキンソン病患者さんにグルタチオンの大量点滴が行われ始めている、というのです。日本でも、九州の開業医の先生がグルタチオン点滴でパーキンソン症状を治しているという情報もありました。

そのとき、たまたま僕の外来にパーキンソン病の方が2名いたので、グルタチオン点滴をやってみました。当時はまだ控えめで、最初は1回に400mg程度の用量で始めました。しかし、目立った効果はみられません。そこで1000mgに増やしたら、かなり足腰がしっかりしてきました。その2名の患者さんは2週間に1回ずつ外来でグルタチオン点滴を続けて、かなり良くなったのです。

それから何年かしてコウノメソッドに出会い、さらに数年が経過した2014年4月になって、河野先生が認知症治療にグルタチオン点滴を行っていることを、河野先生の「認知症ブログ」で知りました。僕は、膝を叩きました。

「なるほど、レビーにグルタチオン、やっぱりそうか」

それで早速、2年間も寝たきりだったレビーの患者さんにグルタチオン療法を試してみたのです。それが、第1章の冒頭で紹介した症例です。グルタチオンとシチコリン、それにビタミンCも合わせて点滴したら、たった1回で立ったのです。

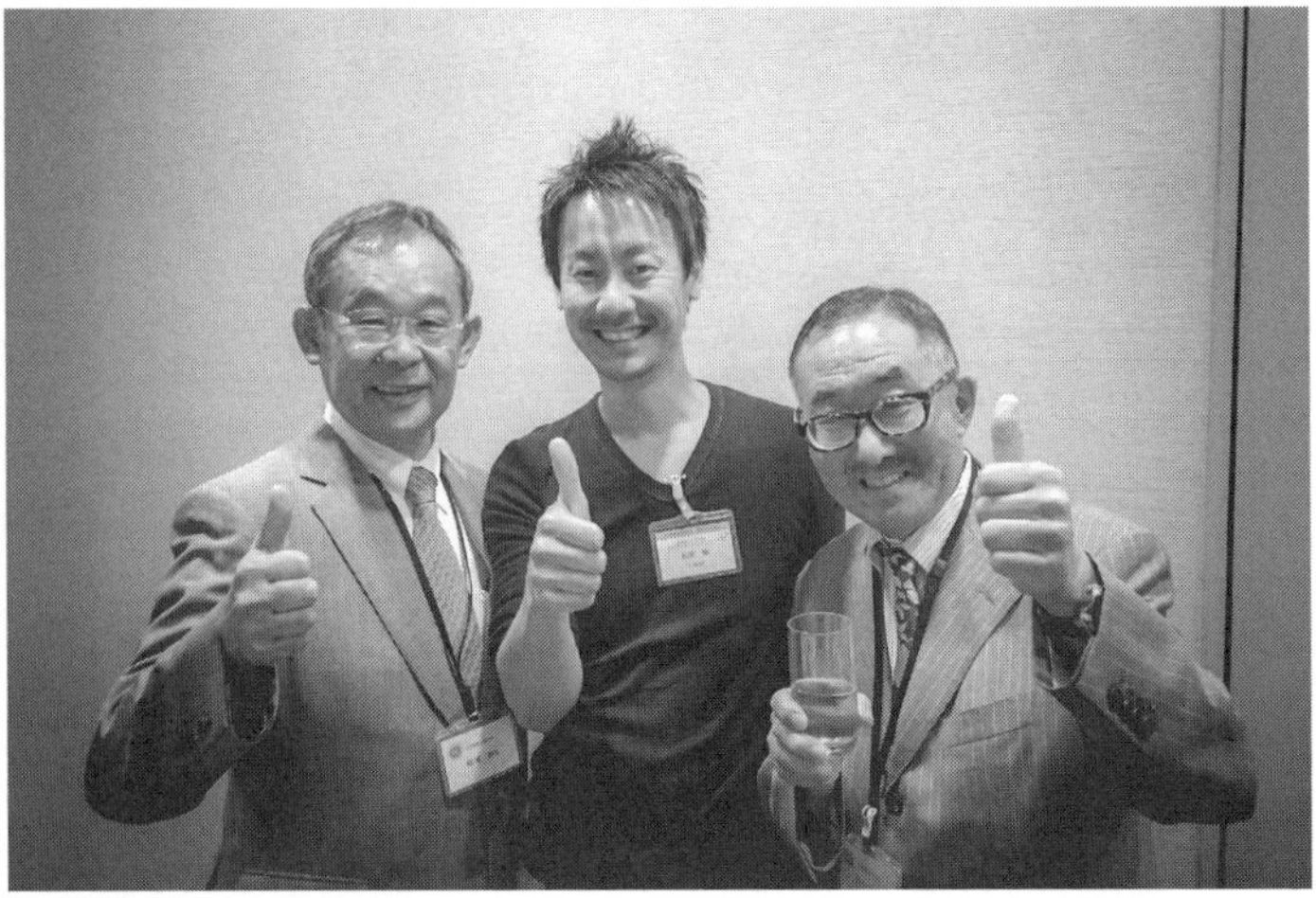

左から柳澤先生、僕、河野先生

僕がコウノメソッド実践医に登録したのは、この症例を経験して間もなくでした。すでに経験していた点滴療法がコウノメソッド（認知症治療）でも使えるんだ、という大きな手応えを感じ、在宅でコウノメソッドをやっていく自信がついたからでした。

その年の暮れに行われた点滴療法研究会のセミナーには、河野先生が講師として招待されました。僕とはまったく関係のないところで、柳澤先生と河野先生はつながりました。僕はその両方の師匠と、まったく関連なくそれぞれ出会っていたのです。

お二人の画期的な療法がつながったことから、僕のなかで何かが始まった気がしました。大学を飛び出して本当の意味で人々に役立つ医者になりたいと、ただ興味のおもむくままに行動し、出会ってきた結果が、偶然にも一つに集約されて道が見えてきた、そんな気がしたのです。

◉2週間に一度のグルタチオン点滴

プロローグの冒頭で紹介したおばあちゃんも、グルタチオン療法で寝たきりの状態から助かって、いまでは階段の昇り降りもできるようになった認知症患者さんの一人です。介護しているのはお孫さん夫婦で、旦那さんの職業はＩＴエンジニアです。パソコンはお手のものですから、グルタチオン点滴（月2回、２０００㎎）とおばあちゃんの動きの関係をよく記録して研究されています。

このおばあちゃんにはグルタチオン点滴は第1土曜日と第3土曜日に行っているのですが、第5土曜日がある月は、その週をお休みにすると3週間の間隔が開いてしまうので、第5も第1も点滴をしていました。

最近になって調子が良いようだから、「第5は一回飛ばしてみよか」ということになりました。ところが、次の第1土曜日の数日前になって、お孫さんからこんな電話がかかってきました。

「センセ、うちのばあちゃん、ちょっとだけいつもより動きが悪いんですわ。たぶん、昨日あたりからグルタチオン切れたんちゃうかなぁと思いまして…」

「ほんまですか。やっぱり3週間もたないようですね。わかりました、今日なるべく早く看護師行かせますから、お待ちください」

というわけで、看護師が急行してグルタチオン点滴を行った、ということがありました。

このおばあちゃんの場合は、だいたい2週間を過ぎるとグルタチオンが切れてくるようでした。河野先生は、膨大な患者さんにグルタチオン点滴をやっていますが、「だいたい10日くらいはもつと思っていいよ」と言っています。

2週間に一度の点滴で、寝たきりの人が動けるようになるのですから、素晴らしい療法だと思います。

GCS点滴②…脳を醒まし意識をはっきりさせるシチコリン

◉奇跡を起こすシチコリン注射

レビー小体型認知症の患者さんが規定量のアリセプトを服用すると、とたんに意識障害が起こったり、ドーパミンが不足してパーキンソン症状が現れてくることがあります。ほとんど動かなくなり、ベッドに寝たきりとなり食事もとれなくなります。

このようなときは、まず患者さんの意識障害を治さなければいけません。コウノメソッドでは、とにかくシチコリン（250〜1500mg）をすみやかに筋肉注射か静脈注射（点滴）で入れる、という方法が取られます。シチコリンの働きは、意識が薄くなっている患者さんの脳をノックしてすみやかに活性化し覚醒させるようなイメージです。コウノメソッドでは非常に重要な薬剤の一つです。

しかし一般的には、認知症患者さんに対しこのような使い方は「かなり非常識」だと多くの医師は言います。

シチコリンは、大抵の生き物の体内で発見される副作用がほとんどない安全な天然物質です（1500mgを超える大量投与は慎重投与）。脳内代謝を改善するアセチルコリンのレベルを増加することで、脳内のノルアドレナリンやドーパミンをも増やします。また、脳内の血流を良くしたり、神経の変性を予防してくれます。日本では保険薬としても認可されていて、頭部外傷や脳梗塞による意識障害、急性膵炎に適用されています。

大学にいたころ僕は急性期病院でアルバイトをしていたので、救急車で運ばれてきた意識障害や脳卒中の患者さんにシチコリンの静脈注射が行われているのをよく見ていました。しかしながら、古い薬剤なので現在ではシチコリンが使われることは少なくなっているようです。シチコリンも、消え行く運命の薬の一つなのでしょうか。

急性膵炎に対しては、膵液のはたらきを弱めるためにシチコリンが使われたようです。膵液は十二指腸に送られてタンパク質を強力に消化しますが、胆石やお酒の飲みすぎで十二指腸へ送る管が詰まってしまうと、膵液は膵臓にとどまって膵臓自身を「消化」して溶かしてしまい、激痛を起こします。これが急性膵炎です。

いずれにしても古い注射薬ですから、河野先生がシチコリンをレビーなどの意識障害やピックのせん妄などに使い始めたときには、コウノメソッド実践医のなかにも抵抗を感じる先生はおられたようです。僕自身は実際に使われているのを見ていましたし、使ったこともありました。どんな方法でも患者さんが良くなればいい、それが患者さんのためと思っていましたから、

「効果があるなら使ってみよか、あ、ほんまに効いてるわ……、よし今後も使ってみよ」

そのくらいのレベルの思いで、抵抗なくシチコリンの静脈注射を始め、今では手放せなくなっています。

◉なぜ意識障害に効くのか？

シチコリン注射は即効性があります。本書で示した症例でもおわかりいただけるように、意識障害でほとんど動かず眠っているような患者さんが、シチコリンの注射をうつと10分から遅くとも30分以内には目を覚ましてくれます。

レビーの患者さんはパーキンソン症状も併発して動きにくくなっていることもあるので、グルタチオンと併用すると、何年も寝ていた患者さんも介助歩行できるようになります。

シチコリンは、アセチルコリンと脳血流のレベルを増加させ、ドーパミンやノルアドレナリンの活性も高めるため、脳神経が活性化されると考えます。レビー患者さんの意識障害（せん妄）は脳幹部の血流障害の可能性がありますから、シチコリンは理にかなっていると思います。一方、ピック病患者さんのせん妄は暴れるケースが多く、これは前頭葉機能の低下に起因するのだろうと想像できます。そういう場合でも、シチコリンは非常に効果を発揮します。暴れるピック病患者さんに対し、ゆっくり点滴することは不可能なので、僕は「ごめんなさい！」と心で謝罪しながら少しだけ腕を押さえさせていただき、500mg筋肉注射します。最近では、より早く落ち着いていただくため、僕はほんの少量のウインタミン注射（3～5mgほど）を同時筋注しています。その効果は「◎」です。

河野先生は『名古屋フォレストクリニック』を開業する前の勤務医時代に、レビー小体型認知症の患者さんに意識障害が現れることに気づいたそうです。このとき、すでにシチコリンの注射を思いついて実践されています。これを使い続けてコウノメソッドでも採用しているのは、「とにかく安全で効果がある」という理由だけで、それで十分だと僕も思います。

わかっていることは、シチコリンはアセチルコリンやドーパミンという認知症患者さんが不足している脳内の重要なホルモンバランスを整えてくれるということです。また、虚血状態の神経細胞を守り、脳卒中や脳挫傷からの回復を早めると考えられています。さらに、シチコリンは脳内の血液循環を良くし、アルツハイマー病などさまざまな認知障害や神経難病における機能再生をも促進させると言われています。

それにしても、驚くべき即効性と言うべきでしょう。しかも安全でとても安いお薬です。なぜ広まらないのかがわかりません。アメリカでは注射薬はなく「シチコリンのサプリメント」が普通に安価で売っています。認知症やパーキンソン病を予防するために飲む人が非常に多いそうです。僕のクリニックでは最近この「シチコリンのサプリメント」を患者さんにお勧めするようになりました。とくにピック病患者さんには「いい」です。ウインタミン＋米ぬか脳活性食＋「シチコリンのサプリメント」が、最近の僕の「ピックセット」になりつつあります。

コウノメソッド実践医以外の一般の在宅医がグルタチオンやシチコリンを常識として使うようになれば、認知症の医療は大きく前進するのではないかと思います。しかし前述のように、これらの古くて安い薬は新たに認知症の保険適用薬になることは難しく、依然として認知症問題の壁は高いままなのです。

グルタチオンやシチコリンを駆使できれば、暴れて介護者を傷つけたり、興奮して転倒したり、認知症で意識障害を起こしたまま亡くなったりするようなケースは激減するでしょう。しかし、いずれの薬も認知症に対する保険適用はないので自費診療になってしまうのが残念です

終末期の患者さんを在宅で看取るときには、シチコリンもご家族のみなさんの満足を与える武器になります。もう一つ、症例を紹介しましょう。

症例

「看取りの時間」をシチコリン注射がつくってくれた

僕が訪問診療をしている施設の一つに、大野武夫さん（仮名・95歳）というレビー小体型認知症の末期の患者さんがおられました。僕が診るようになってから、もう4年がたとうとしていました。

この方はずっとGCS点滴療法を続けていて、数か月前まではなんとか動けていました。しかし、少しずつ意識障害が強くなってきて、最近ではほとんど寝ている状態でした。食事もほとんどとれず、酸素吸入と一日1000㎖の輸液でなんとか生きていました。

施設にいる大野さんのもとに、週に1度、息子さんが訪問してきます。息子さんは、お父さんはもう長くはないとしっかり受け入れはできておられるのですが、訪ねてきたけれども寝たままなので、寂しい思いをしているようでした。「おやじはもうこのままか……」という思いがよぎるのでしょう。

そこで僕は、息子さんと相談して、息子さんが訪ねてくるときだけシチコリンを多めに注射することにしました。すると、大野さんはもうろうながらも目を覚ましてくれたのです。訪ねてきた息子さんと、多少の会話もできるようになるのです。

シチコリンの効果が薄れてくると、大野さんは再び眠りの世界に入っていきます。意識が継続して回復していく傾向は見られません。

大野さんへのシチコリン注射は、治療としては無意味なことと言えるでしょう。むしろ、亡くなっていこうとするカラダにムチを打って起こして、かえってしんどい思いをさせているのかもしれません。自然なことではないと、批判されるかもしれません。医師がすることではないと。

しかし、やはり意識の戻ったお父さんは息子さんと必死に会話をしようとされますし、息子さんも最後の会話と思って目を輝かせてお話をします。亡くなっていく人にとっても、看取る人にとっても、その最後のコミュニケーションはほかに代えがたい価値があったのではないかと思いました。

お父さんは間もなく亡くなりましたが、息子さんは少しでも会話ができて嬉しかったと、喜んでおられました。僕も、シチコリンをやってよかったと思いました。僕は批判されようが非難されようが一向にかまいません。患者さんのココロを深く感じ、思考を理解した上での行動であり、患者さんとご家族の笑顔が見られればそれだけでいいのです。

在宅医療では、ただ科学的に医療を追求するだけでなく、このようなご家族や本人の心の中にある価値も忘れてはいけないのだと思います。

GCS点滴③：神経難病にも効果があるソルコセリル点滴

◉昔からある注射剤なのに神経難病に効果

コウノメソッドの「GCS点滴」の3つ目は、ソルコセリル点滴です。

ソルコセリルというのは幼牛の血液から抽出された成分で、褥瘡（床ずれ）の塗り薬として以前から使われています。傷口の線維芽細胞を活性化して傷を早く直す作用があるので、火傷や外傷にも使われます。

ソルコセリルには注射剤（2㎖、4㎖）もあり、これは頭部外傷の後遺症や脳卒中の急性期の症状緩和、さらに胃潰瘍や十二指腸潰瘍に対しても使われます。

このソルコセリルの注射が、パーキンソン病、進行性核上性麻痺（PSP）、多系統萎縮症（MSA）などの神経難病患者さんの一部にも効果があることがわかって、河野先生は認知症患者さんだけでなく、それらの患者さんたちにもソルコセリル注射をよく試すようになったのです。

とくにグルタチオン点滴（大量投与）と一緒に使うと相乗効果が高まっているので、コウノメソッドでも推奨しています。

◉古い薬剤に光を当てる「匠の技」

河野先生がなぜ神経難病にかかわるようになったかというと、河野先生の『名古屋フォレストクリニック』に全国からやって来る患者さんのなかに、神経難病を持っている患者さんが増えてきたからです。河野先生は「来た患者さんを助ける」というシンプルな理念を持っていますから、扱う病気は認知症を軸にどんどん広がっていきます。

神経難病の患者さんは、若いころから治療しながらなんとか生活を続けてきたが、高齢化して認知症を併発し病状が悪化するというケースが多いようです。

また、認知症患者さんのなかに神経難病が隠れていることも、じつは少なくありません。それまで診断されなかったが、認知症になって河野先生やコウノメソッド実践医を受診して初めて神経難病にかかっていたことがわかったというケースも最近とくに増えています。

神経内科の先生は、「神経難病は治らない」というところからスタートしています。だから、従来の（決まりきった）やり方でダメならほかに方法はない、とすぐに結論が出されてしまいます。しかし患者さんやご家族にとってみれば、それは「大先生に見捨てられた」ということになってしまうのです。

僕は認知症医療に携わるまで、そのような患者さんが大勢いらっしゃるということはまったく知りませんでした。まったくの無知な医者でした。河野先生に出会わなければ、そういった患者さんに同じことを言っていたのでしょう。

コウノメソッド実践医を名乗る以上、たとえ神経難病だからといってふんぞり返っている場合ではありません。

目の前に困っている患者さんがいる。僕にはとても、「もう治療はないからあとは介護でがんばってください」などと言えないのです。「あきらめたらそこで試合終了ですよ」。僕は常にこの言葉を胸に在宅医療に奔走しています。

最近はPSPやMSAだからといってあきらめずに、しつこいくらいお薬や点滴配合をいじり倒していくことで、驚くほど症状が安定するケースが多々あります。それは、僕が神経内科学を専門に勉強してこなかったから、ということなのかもしれません。認知症と同じように病気の本態は治らなくても、患者さん御本人やご家族が「少しでもよくなってほしい」と願っていることに対して、コウノメソッドを基盤に決してあきらめず創意工夫をくり返すことで100％に近い答えを導き出すことができるのです。

僕はやはり、象牙の塔の中で「治らない。よくならない」と結論を出す研究をしているよりも、そちらのほうが医者らしいし、そんな自分を好きになれます。

ソルコセリルという薬もかなりマイナーなもので、よほどベテランでなければ薬剤師でも知らないことが多いと思います。僕自身も2年前にコウノメソッドで知るまで、まったく見たことも聞いたこともありませんでした。

河野先生は、既存の薬剤にも使い方によってまったく違う光が当てられる、ということを追究されています。河野先生の「非常識」とも言えるほどの薬剤の大用量・小用量の使い方、あるいは「そんな時代遅れな薬」と揶揄されるような薬剤の選択によって、お年寄りの脳やカラダがよみがえってくるのは素晴らしいことだと思います。

それはまるで、取り壊される古い建築物の材を使ってモダンな高級住宅をつくりあげる匠の技のようなものでしょう。それは純粋に患者さんやご家族のためを考えた結果です。とてもシンプルで純粋なんです。

僕は、医者というのはそういうものだろう、と思っているのです。

◉ビタミンCを加えた「GCS+Vc点滴」で長い作用が期待できる

グルタチオン+シチコリン+ソルコセリルを点滴で入れるのがコウノメソッドのGCS点滴療法です。レビー小体型認知症やあらゆるタイプの前頭側頭型認知症、そして神経難病などに効果があります。

僕は、これにビタミンCを加えて「GCS+Vc点滴」とすることもあります。ビタミンCにも周知のとおり強力な抗酸化作用があるので、これをGCS点滴に加えると、グルタチオンが体内で酸化して壊れるのを守ってくれます。

このため、グルタチオンの作用時間が延びるのではないかと言われているのです。コウノメソッドでは1000㎎が基準ですが、僕はもともと高濃度ビタミンC点滴療法を10年前からやっていたので、最近ではビタミンCの量も配合として考えるようになりました。

ビタミンCというのは、サッカーで言えばディフェンダーのような役割を果たしています。自分自身が何かの作用を発揮するというよりも、いろいろな作用の縁の下の力持ちとして活躍してくれるタイプです。

大量投与によって風邪が治るのも、ビタミンC自体が細菌をやっつけるわけではなく、もともと人間に備わった免疫力を最大限に引き出すことによって増殖した細菌に勝たせる、そういう働きをしてくれるのがビタミンCなのです。ただし、5万㎎を超える高用量ビタミンCになると、ディフェンダーではなくフォワードに変化しがん細胞を直接攻撃します。

河野先生も、患者さんにビタミンC点滴を行うこともあります。GCS点滴を最大限に有効にするために、「GCS＋Vc点滴」は期待できると思います。

第5章

コウノメソッドを駆使し、在宅での「全人的医療」を

症例

ついに病院から苦情が……救急外来にくり返し駆け込む

◉「しんど〜い」と言い始めたら要注意

北島幸子さん（仮名・82歳）は、ご主人の孝雄さん（仮名・85歳）と二人でマンション暮らしをしています。マンションのすぐ近くには大きな総合病院があり、幸子さんは持病の甲状腺疾患があり、そこの内分泌内科に通院していました。ご主人が担当医に認知症のことや不眠の相談をしたところ、マイスリーとデパスを出されずっと内服していました。アリセプトも過去に出されたようですが、気持ち悪くなったり落ち着きがなくなったりするのでご主人が飲ませるのをやめたそうです。家庭での介護は、ほとんどご主人があたっており老々介護です。

とはいっても幸子さんは比較的明るくて穏やかなアルツハイマータイプで、当初はご主人を困らせるようなことはありませんでした。「ときどき首を傾げるようなことを言うんやけど、いつもニコニコご機嫌やったし、前と同じように楽しそうにしとったんや」と、孝雄さんは言っていました。

ところが、数か月前から少しずつ様子が変になりました。何かというと怒るようになり、「どっこもおかしいとこおまへんのに、なんでわたしが病院なんか行くの〜!?　なんでや、ぼけーっ！」などと、ご主人に悪態をつくのです。

ご主人が夕飯を買ってきて「ほな一緒に食べよ」と言っても、「そんなもんいらんわ！」と訳もなく怒りだして食べないし、やることなすことご主人に逆らうようになりました。

そんな奥さんではまったくなかったと、孝雄さんは言います。

そのうち、「ああ、しんどい、ああ〜しんど〜いよ〜」と言い続けるようになり、ご主人に黙ってサンダルをつっかけてひとりで目の前の病院の救急外来に行ってしまうのです。

「しんどい、しんどい」と言って駆けつけるので病院医師は驚いてすぐにいろいろと検査をしますが、どこも異常はありません。

「北島さん〜、どこがしどいん?」

「なんやよ〜わからへんけどしんどいのや〜、助けてや〜」

若い医師がいくら聞いても埒があかず、結局家に連絡が来て、ご主人が迎えに行きます。

しかし、この「しんどい発作」は週に数回くり返されます。

「とにかくあたしはしんどいねんから、おとうさん、はよう病院連れてってーな。もう自分で行きまっせ～」

「どっこも悪くない言われとったやないかい。一人で行くならさっさと行ってき！」

四六時中「しんどいしんどい」言われて、お父ちゃんも頭に来てそう怒鳴ると、またサンダルつっかけて行ってしまうのです。そういうことを幾度ともなくくり返して、とうとう病院から別居している息子さんに「なんとかしてもらわないと困る」と連絡が行きました。その息子さんが困り果ててインターネットで調べ、河野先生のことを知り、近くのコウノメソッド実践医を探して僕に連絡してきたのでした。

◉穏やかなアルツハイマーがピック化!?

クリニックまでお母さんを連れて来られると息子さんが言うので初診は外来でした。

幸子さんはとてもがっしりした体格です。お薬手帳を見ると、マイスリー5㎎とデパス1㎎が出されていました。自宅外では社交的で明るく穏やかなアルツハイマータイプで、マイスリーとデパスを飲んでもあまりよくならなったようです。ただ、過去に出されたアリセプトをご主人の判断で中止できたことは幸いだったと思います。おそらく飲み続けていたら、自宅療養は不可能になっていたでしょう。

このことは、すでに息子さんも理解されていました。河野先生のブログなど、いろいろ読んだのでしょう。

「センセ、これ、いわゆるピックってやつでしょうか？　以前アリセプトが合わず興奮ひどくなったんですよ。たぶん他所行っても結局アリセプト出されるだろうからネットで調べました。リバスタッチってやつどうですか？　出してもらえますか？」

「おっしゃるとおりです。明日から早速リバスタッチ4・5㎎でいきましょう。あとグラマリールも一緒に飲んでもらっていいですか？」

幸子さんはやや小太りで、いまのところ乾燥肌もありません。

「お母さん肌がきれいやから、このかぶれ予防対策の注意事項を読んで、もう明日から貼って大丈夫です」

僕は、それからグラマリール25㎎という興奮を抑制する薬を朝昼夕に1錠ずつ飲むよう指導しました。体格に合わせて、通常より少し多めです。これでも「しんどい」と言うなら、頓服で何時でも1錠追加してくださいと説明しました。

息子さんと相談して、老々介護のため通院困難であり、2回目からは訪問診療とすることにしました。在宅医療の開始です。最初に訪問したのは、初診の2週間後でした。その2週間で「しんど～い」と言って興奮したのは1回だけで、そのときは総合病院ではなくすぐ近くのなじみの整形外科クリニックにご主人が連れていき、点滴1本してもらい帰ってきたそうです。

僕はあらためて、「どこがしんどいの？　何が困る？」と幸子さんに訊ねてみました。すると……、

「ええ？　あたし、しんどいなんて言いまへ～んよ～。言ったことありまへん～。何にも困ってないです～。男前の若い先生が来てくれはったからドキドキしまっすわ～（笑）」

まあ、そんな調子です（笑）。リバスタッチ4・5㎎＋グラマリール75㎎に替えてからは、怒る回数は劇的に格段に少なくなりました。「しんど～い」と言ってご主人を困らせたのも、その後は、月に1～2回程度の頻度になりました。

◉在宅だから患者さんを丸ごと継続して診られる

在宅医療開始当初、幸子さんの「しんど～い」が出るたびに、ご主人から僕に電話連絡を入れるようにしました。連絡が来れば僕は必ず往診して幸子さんの様子を見に行きます。

それを何度かくり返していると、幸子さんがどういうときに「しんど〜い」と言って怒るのか、その傾向がわかるようになってきました。

幸子さんが「しんど〜い」と言ってご主人を困らせて、僕が駆けつけるときは、なぜか決まって幸子さんのトイレに入ってる時間が長いというのです。それをご主人がポロッと口にしたのを僕は聞き逃しませんでした。

訪問診療のたびに幸子さんとは他愛もない話題で会話をしますし、ご主人からは幸子さんのことをいろいろとヒアリングします。訪問診療が始まって何か月か経過すれば、しだいに幸子さんやご主人のいろいろなことがわかってきます。

その一つが、幸子さんは認知症になる前はとても便通が良い人だった、ということでした。「1日に2回も3回も出るんやで」と自慢していたくらいだそうで、ご主人は「一緒になってから便秘なんか聞いたこともない」と言います。僕は、それだ!と思いました。

「もしかしたらお母さん、お通じの出が悪くて気持ちが悪いんやないかな。なぜ気持ちが悪いのか自分でもわからなくて『しんど〜い』という訴えになってしまうのかもしれんね。お父さん、幸子さんのうんこの具合は最近どう?」

「そんなん、幸子のうんこなんか確認できん。いつも勝手に行って流してしまっとるしな」

「そらそうやね（笑）。イチイチ妻のうんこ見に行く旦那はなかなかいないよね（笑）。なら、とりあえず試しに弱めの便秘薬を毎日1錠ずつ飲んでみよ。これで幸子さんの様子がどうなるか、ちょっと観察してくれるかな？」

これが「ビンゴ！」でした。便秘薬のラキソベロン2・5㎎1錠を飲み始めて快便になってからは、幸子さんの「しんどい発作」は完全になくなり、以前の穏やかな人格に戻ったのです。

アルツハイマーはあっても、ご主人は幸子さんが怒らなくなって本当に喜んでくれました。「センセのおかげや」と、どれだけ持ち上げられたでしょうか。

認知症患者さんは自分のカラダの状態が理解できないので、ちょっと不快な症状があると、それが大きなストレスになって周辺症状を悪化させることがあります。実はそういうケースは非常に多く、そのようなストレスを取り除かないと、コウノメソッド処方を行っても期待したほど効果が出ないこともよく覚えておいてください。新米の実践医はその罠にはまり、コウノメソッドを実践しても全然うまくいかない、これはまやかしのメソッドだと吹聴するようになるのです。幸子さんのように、ちょっと便秘で気持ちが悪いだけなのに、その不快さがガマンできないのと伝えられないのとで怒って暴れてしまう、ということもよくあります。僕は足の爪先まで毎回診ます。

実は、初診時より幸子さんの足の指は水虫に侵されており、そのむずがゆさが不眠の原因だったのです。スキンケアを指導したことで、劇的に足がきれいになりました。そして、不眠は解消されたのです。患者さんの全体像を把握しようとしなければ、ただ中核症状や周辺症状にしか目に入りません。単純な便秘や水虫なのに向精神薬が安易に出され、患者さんはどんどんおかしい方向へ行ってしまうのです。

このようなことに気づいて、ほんのささいな処方調整や生活指導やケア方法を伝授するだけのことでも患者さんは心身ともに楽になって落ち着き、ご家族は救われます。これは、ご家族や家庭に入り込めない外来診療ではなかなかできないことです。患者さん全体を継続的に診ていくなかで認知症を診ていく在宅医療だからこそ可能なのだと思います。

高齢者、とくに認知症患者さんの治療において、在宅医療の価値は計り知れないほど大きいと僕は考えます。僕のように認知症や神経難病の教育を何ら受けていない医師でも、コウノメソッドを学び、それを自分自身でアレンジし応用することで、ありとあらゆる患者さんを診られるようになり、重度の認知症患者さんでもご自宅で最期を迎えることが可能になるのです。

症例

医者にかかりながらも激痛にずっと耐えていた寝たきり患者さん

◉コウノメソッド実践医の先輩にならって

僕が河野先生を信頼してコウノメソッド実践医になった理由として、『長久手南クリニック』の岩田明先生の存在も大きかったと思います。

岩田先生は河野先生の一番弟子で、コウノメソッド実践医の第1号です。脳神経外科専門医として米国で研究を続けたのちに帰国して、地元の愛知県長久手市で開業、コウノメソッドをベースに認知症専門の外来診療と訪問診療をされています。

河野先生にして「僕と同じレベルの認知症治療ができる医者」と言わしめる医師ですが、この岩田先生の出身校が僕と同じ東海中学、東海高校だったのです。名古屋では俗に「東海生」と呼ばれる進学校で、僕たち「東海生」はなぜか不思議と世代を超えた親近感や信頼感があるのです。

岩田先生は間違った処方で苦しむ患者さんやご家族を救うために、主にケアマネージャーを対象とした勉強会を開き、いかに現状の認知症医療がひどいことになっているのか、そしてコウノメソッドはどのようなものなのか、くり返しレクチャーしつづけました。勉強会に参加したケアマネさんは、副作用で苦しむ患者さんを発見すれば「処方があやしい」とご家族に耳打ちし、岩田先生のもとに患者さんを送り届けるのです。こうして長久手では、たくさんの認知症患者さんとご家族が救われています。

大阪にも在宅で認知症の介護で困っているご家族はたくさんいますが、コウノメソッドの存在も、僕の存在も知りません。その現場をたくさん見ているのが地域のケアマネさんです。岩田先生のやり方は、いちばん効くところをうまい具合に押していたのです。

コウノメソッドを駆使して在宅の認知症患者さんやご家族を救っていこうと考えていた僕は、岩田先生のやり方を真似て、地域のケアマネージャーを集めてセミナーを開きました。すると、参加するケアマネさんたちはやはり、コウノメソッド実践医の僕が行かないと始まらないようなたくさんの患者さんを当クリニックに紹介するようになりました。

東野卓三さん（仮名・82歳）は、そんなかたちでケアマネさんから「何とかお願いします！」とのご依頼を受け、２０１４年12月は年の瀬から訪問診療が始まった患者さんでした（なぜか当院は年末に重度の患者さんの駆け込みが多いんです）。

◉膝の激痛はリウマチだった

ご自宅を訪問してみると、卓三さんはベッドに寝たきりでした。仰向けで、両膝を立てています。両膝を伸ばそうとすると激痛が起こるらしく、驚くべきことに下半身に軽いタオルケットを掛けるだけでむちゃくちゃ痛がるのです。介護しているお母ちゃんがおむつ交換をしようとすると「痛い、痛い」と絶叫して暴れるのでものすごく介護が大変だ、ということはケアマネさんからうかがっていました。

卓三さんは以前からパーキンソン病と診断されて大きな総合病院に通院していましたが、3年ほど前から膝が痛みだし、近所の整形外科クリニックにも通院していました。診断は変形性膝関節症で、痛み止めを飲んでいました。しかし最近は痛みがひどくなり、ほとんど寝たきりで通院もできないので、お母ちゃんだけがクリニックに行き、お薬だけもらっていたそうです。実はこういうケースは珍しくありません。とくに老老介護世帯で、要介護者が寝たきりの場合に多いです。これは無診察診療になるので本来はバツです。僕は怒りを覚えました。こんなにも困窮しているご家族がいて、走れば10分もかからない場所にクリニックがありながら、往診さえもしない医者に。改善もなくどんどん重症化していく患者さんを前にして、鎮痛剤だけ出し続ける。医師法に書かれている「国民の健康的な生活を確保する」という約定をもう一度読み直してほしいです。

お母ちゃんは、お父ちゃんの付きっきり介護生活を3年以上も続けています。症状が改善傾向でどんどん元気になっていけば介護モチベーションは高まりますが、どんどん悪くなっていくお父ちゃんをずっと傍で看ていれば当然のごとく介護疲労は蓄積します。そんなお母ちゃんを心底心配したケアマネさんが見かねて説得して、僕が訪問診療するようになったのです。

パジャマの裾をまくりあげて卓三さんの膝を見ると、左右ともに腫れあがり熱をもっていました。手を見ると、指の関節も腫れているのが入室してほんの数秒でわかりました。

僕は、すぐに訊ねました。

「お母ちゃん、お父ちゃんってリウマチがあるって言われたことない？」

同席していたケアマネもお母ちゃんも、ポカンと不思議そうな顔して、

「いやぁ～リウマチなんていうのは、いっさいないわぁ(言われたことがない)」

処方箋を見せてもらったら、ボルタレンという強い痛み止めの薬が毎食後1錠ずつ出ています。僕はそれをみてびっくりしました。こんな衰弱状態の患者にボルタレン3錠を1年近く飲ませ続けているとは…。僕は直ちにそれをやめるよう進言し、飲みやすくて甘い

子供用のアセトアミノフェンシロップという鎮痛剤を、少量1日5回に分けて飲むよう処方しました。

翌年1月になって2回目の訪問診療に行ってみると、アセトアミノフェンをこまめに飲んだためか、痛みは少し軽くなったようでした。まずまず落ち着いたお正月が過ごせたということで、アセトアミノフェンは継続処方。初診時に視診で確認していた全身的な慢性皮脂欠乏性湿疹が悪化傾向になり、痒みというストレス源を早く治すため、保湿作用の高いクリームと少量のステロイド内服剤を処方したのです。実は、このステロイド内服剤にはもう一つの狙いがありました。

3回目の訪問診療に行くと、思わぬ効果が現れました。膝の痛みが格段に消えて、布団をかけてもまったく膝に痛みがないほどに改善したのです。それで僕は確信しました。

「お父ちゃん、やっぱり膝の痛みはリウマチやと思うんよ。確認するためにリウマチマーカーを血液で検査するんで、ちょっと血ぃ取らせてもらいますよ～」

関節リウマチは、自己免疫疾患のなかでもいちばん治療法が確立している病気です。コウノメソッドのレビー小体型認知症と同じで、確立された処方パターンで劇的に改善します。診断も、血液検査だけで一発です。そんなことを専門外の僕がなぜ知っているのかというと、前に整形外科のリウマチ専門医の先生から習ったことがあるからです。

卓三さんの血液中のリウマチマーカー検査の結果は、健常人の10倍以上、やはり完全に関節リウマチでした。そこで、お母ちゃんと相談してリウマトレックス（一般名：メトトレキサート）という特効薬を服用することにしました。

すると、4回目の訪問診療のときには、もう膝はまっすぐに伸びていました。このとき、鎮痛剤は、アセトアミノフェン200mgと極少量でした。リウマトレックスも週1回2mgのみ内服と非常に低用量。プレドニゾロン（ステロイド剤）は2mg。おそらく専門家からしたら、これでは効かないよと言われましたが、この量がばっちりでした。

「センセのおかげで、全然痛くなくなったわ。ほんまにありがとう」

卓三さんはあまり表情を変えずに、そう言ってくれました。

僕がなぜ、この低用量のリウマチ治療が自信をもってできたかというと、まずリウマトレックスは免疫抑制剤であり、腎移植の術後患者さんで免疫抑制管理は相当な人数を経験しました。また、免疫抑制の基礎実験を大学院時代にくり返してきました。その経験がお父ちゃんを前にして、「2mgで十分免疫抑制かかるんちゃうかな？」と勘が働いたのです。補助として、アセトアミノフェンとプレドニゾロンをカクテルしたのは、コウノメソッドの神髄である「さじ加減」「カクテル処方」の重要性と有効性がカラダに染みついていたからです。薬のチカラとカラダの症状を、肌感覚で天秤にかけ、バランスをとってみたら正解でした。

◉誤嚥性肺炎で入院、再びベッド生活に……

膝の痛みがほぼゼロになったので、理学療法士とともにリハビリを進めていきました。その中で僕は人工膝関節という方法もあることを卓三さんや奥さんに提案しました。4月の初めごろだったと思います。

人工膝関節の手術は大変だろうと思われていることが多いのですが、腕のいい整形外科の先生ですと、全身麻酔じゃなく下半身だけの腰椎麻酔でも不可能じゃない手術で、患者さんの負担は軽くてすみます。卓三さんの膝関節はリウマチによってかなり変形していて、それが歩行に支障を来していたので、人工膝関節にすれば意外に歩けるようになるのではないかと考えたのです。

僕は信頼できる整形外科医を紹介しました。しかし、卓三さんと奥さんは、診察担当医から人工膝関節置換術のリスクについて説明を受けると、やはり手術は怖いということになって拒否されました。つまりお父ちゃんは手術なしで歩けるようになりたいという希望を僕に託したわけです。何とかそれに応えるべく、理学療法士とあれやこれやとさまざまな策を練り、あきらめずに継続してリハビリを行っていくことになったのです。

その甲斐あってか、その後の卓三さんのリハビリは、とても順調でした。ゆっくり自力で立ち上がれるようになり、翌月の5月には介助があれば歩けるまで回復したのです。

このころから表情がみるみる変化してきました。卓三さんは冬のあいだ、まだ膝が痛いころはとくに、表情がなくいつも沈んだ顔をしていました。その顔がいきいきとしてきたのです。歩くこと、生きることへの意欲が感じられるようになりました。

これは、継続して行っていたグルタチオンの点滴とサプリメント『米ぬか脳活性食』の摂取のおかげだと思います。

ところが、卓三さんが元気になった段階で、サプリメントのほうは中止することになりました。これは経済的な事情が理由だったのですが、結果的には失敗でした。中止して1か月ほど後、卓三さんは誤嚥性肺炎を起こして入院してしまったのです。卓三さんが摂っていたガーデンアンゼリカ成分が多いタイプの『米ぬか脳活性食（フェルラ酸含有食品）』は、嚥下を良くして誤嚥を起こさせない効果があるものでした。

入院中は在宅で行っていたようなリハビリができません。せっかく戻ってきた筋力は再び落ちてしまい、退院してからはまたベッド上の生活になってしまったのです。

ただ、現在も自宅療養は継続できていて、食欲もあります。元気さは戻ってきました。『米ぬか脳活性食』は、何とか1日1本内服してもらってます。

やはり入院すると、在宅でできていたチーム医療が受けられなくなり、患者さんの状態は急速に悪化します。細心の注意を払って、入院は避けるようにサポートしていかなければならない。このことはあらためて僕たちの教訓となりました。

在宅医にとってなくてはならないコウノメソッド

現状の認知症医療は、患者さんやご家族にとって満足がいくものでしょうか。僕は満足いくものとは思えません。危険なことになっていく可能性が、残念ながら非常に高いのです。それを回避し解決していくには、いまのところコウノメソッドを実践する医師に相談することしか確実な方法がありません。もちろん僕が知らないだけで、実践医でなくとも回避してくださる先生は日本のどこかにいらっしゃるかもしれません。いや、いてほしいです。

在宅療養を行っている高齢者の患者さんには認知症の方もたくさんいますから、現実的にはコウノメソッドができないと認知症患者さんの訪問診療を行っても満足いく結果が出せないということになってしまいます。第3章で述べたように、多くの在宅医は、介護に困るような認知症患者さんについては引き受けることが難しいと断り、結果として患者さんは施設や入院ということになるのです。

ところが、訪問診療はコウノメソッドさえ実践できればOKかといえば、そうもいきません。たとえば、慢性心不全、腎不全、慢性呼吸器疾患（肺気腫や慢性気管支炎など）、慢性肝機能障害、皮脂欠乏性湿疹（皮膚掻痒症）、歯槽膿漏などは患者さんの心身に大きなストレスを与えます。いま紹介した幸子さんの便秘も典型的な例になりますが、ほかの疾患による心身のストレスが認知症の周辺症状を悪化させていることは意外に多いのです。

したがって、患者さんその人全体を診て治療する「全人的医療」が在宅医療では不可欠なのです。高齢者であればなおさらです。

僕は大学を辞めた30代のころからずっと、この「全人的医療」を自分なりに模索してきました。現代医学の科学的な治療法を身につけたうえで、患者さん個人をまるごと診てバランスを取っていく自然療法のスキルも獲得し、それぞれの患者さんにとってベストの治療を選択できるようになりたいと考えていたのです。点滴療法も、その一つでした。

そんな僕が訪問診療を始めて認知症医療の問題に直面して、コウノメソッドに出会った結果、驚いたことにすべてが完結しました。僕が思いのままに世界を旅して、さまざまな人に出会い、騙されたようなこともありましたけれども、それも含めて手当たり次第に行動していった結果が、すべて必然となって現在の在宅医としての僕につながっているのです。

患者さんやそのご家族ととことん付き合って行っていく訪問診療は、とても深いものがあります。しかし医師としてのやり甲斐も、半端ではなく大きなものになっています。医師だけではなく、看護師や理学療法士や薬剤師など、チームのやり甲斐ものすごく大きくなっています。

コウノメソッドをベースとした僕たちのチームによる在宅サポートは、大きな手応えをつかんできているのです。

エピローグ

日本の
認知症医療を
いま一度
洗濯致し申し候

プロローグのお母ちゃん、その後

2016年3月26日、土曜日。この日僕は、ほぼ10年ぶりに松山空港に降り立ちました。愛媛大学医学部泌尿器科の医局を辞めて以来のことです。

久しぶりに松山を訪れたのは、ひとかたならぬお世話になり、さらに多大なご迷惑もかけてしまった恩師である教授の、退官記念パーティーに出席するためでした。

僕は愛媛大学の医局を辞め、教授が紹介してくれた大阪大学医学部に大学院生として留学しました。そこで貴重な経験を積むことができたのですが、その大阪大学をわずか1年半で辞めてしまいました。お世話になった恩師の顔に泥を塗ってしまっていたのです。

そのことは、多忙な毎日のなかでずっと僕の心の片隅にひっかかっていました。その教授と10年ぶりに、退官記念パーティーという晴れやかな舞台でお会いできるのを、僕は楽しみにしていました。

パーティーでは、懐かしいメンバーに会うことができました。そして教授とお話しする機会もあり、しっかりと10年前のお礼とお詫びをすることができたのです。とても嬉しい、素晴らしい夜でした。

パーティーのあとは、先輩たちと酒盛りになりました。時間はあっという間に過ぎていき、僕が松山の全日空ホテルに戻ったのは午前2時半をまわっていました。シャワーを浴び、メールなどチェックして、ベッドに入ったのは午前3時半でした。翌朝の飛行機はお昼の12時なので、ゆっくり眠れると思っていたのです。

ところがベッドにもぐり込んだとたんに、僕のスマホが鳴りました。

(こんな時間に誰だろう)と思ってスマホを手に取りました。僕に電話を掛けているのはプロローグで紹介したお母ちゃんの、お父ちゃん(飯沼忠史さん)でした。

在宅診療が始まって3年がたっていましたが、こんな時間に電話が掛かってくるのは初めてです。(もしかして……)と思って出るとやはり、お父ちゃんはただ泣いていました。

そしてしばらくして、泣きながら声を絞り出したのです。

「息、しよらん……」

＊

僕は目を覚ますためもう一度シャワーに入り直し、荷物をまとめました。

インターネットで調べると、JR松山駅から5時過ぎに出る岡山行きの始発電車「しおかぜ」がありました。僕は予約していたフライトをキャンセルして、その電車に乗ることにしました。

特急電車「しおかぜ」は瀬戸内海沿いを走り、最後に瀬戸大橋を渡って岡山へ着きます。車窓から見える瀬戸内海は早朝の光に輝いていて、驚くほどきれいでした。僕はなんとなく松山で過ごした10年間を思い出していて、懐かしさに浸っていました。

そのとき突然、あることを思い出したのです。

(そういえばお母ちゃんの田舎、松山やったんやなかったか……?)

在宅診療を本格的に行うようになって最初の印象的な患者さんが、松山出身の飯山和代さんでした。そのお母ちゃんが、たまたま僕が10年ぶりに訪れた同じ松山で素晴らしく嬉しい夜を過ごしていた、そのときに亡くなった。

それはもちろん偶然なのです。それはわかっているのですが、やはり不思議な巡り合わせを感じないわけにはいきません。僕は大きなため息をついていました。

それでも僕は、それまで2年間も寝たきりで「もう終末期だからどうにもならない」と医師に言われていたお母ちゃんを助けることができ、3年間も一緒に良い時間を過ごすことができました。その間、お母ちゃんとお父ちゃんもそれなりに幸せな時間を送ってくれたことと思います。

お父ちゃんから電話をもらって僕が「いま松山のホテルなんやけど、すぐに行くから」と言ったとき、お父ちゃんはこう言ってくれました。

「センセ、ワシはお母ちゃんとゆっくり待っとるけん、慌てることないわぁ、ゆっくり帰って来てちょうだいやぁ」

3年間、毎週1回、僕は一度も休まずに、合計154回、お母ちゃんの訪問診療に行きました。僕たちは医師と患者、そのご家族という関係をどんどん飛び越え、特別に濃密な関係を築いていきました。これが訪問診療なのです。お母ちゃんとお父ちゃんは、そのことを初めて僕に教えてくれた患者さん、そのご家族だったのです。

＊

飯沼家に到着したとき、もうお父ちゃんは泣いていませんでした。お母ちゃんは最後、苦しまずに眠るように旅立ったそうです。僕は、死亡診断書を書きました。

最後にお父ちゃんは、こんな言葉をくれました。

「先生、ほんまにありがとう。先生が来てくれるようになって救急車も呼ばんでもええようになったし、和代と話もできるようになった。家でこれだけ長く看られるとは思わんかった。通ってくれた看護婦さんたちにもココロから感謝しとります。ほんまによかった、ありがとう、ほんまに……ありが……」

お父ちゃんは、笑顔で涙を流し、なんだかすっきりしたような、すがすがしい表情をしていました。

最後まで自宅でというお父ちゃんの思いは実現したし、その長い3年間のなかでお母ちゃんをしっかり傍で看取ることができたのです。お別れすることの受け入れも、しっかりできていたのです。そんなことを教えてくれる、満足にあふれたお父ちゃんの顔でした。

僕も自然に、笑顔になりました。

飯沼家を辞した僕は、しみじみと思ったものでした。

(これが、在宅で患者さんやご家族を診ていく醍醐味なんやな)

「to do good」より「to be good」

コウノメソッドはまだまだ医療界でマイノリティーの存在です。在宅で患者さんやそのご家族をみさせていただくことの本当の醍醐味を知っている在宅医も、同じようにマイノリティーかもしれません。

コウノメソッドも、僕が行っているような在宅医療も、もっとたくさんの医者がやればいいじゃないか。医療従事者ではない読者のみなさんは、そのように考えるかもしれません。しかし、なかなかそうはいかないのです。それはなぜなのでしょうか。

いろいろな理由があるとは思いますが、医者の立場から考えてみると、それは「コウノメソッドも在宅医療も決してマニュアルだけではないから」ということだと思います。

コウノメソッドには「メソッド」という名前が付いていますが、実像は決してマニュアルなどではありません。たしかに、認知症治療の経験がまったくない医師でも、コウノメソッドに書いてあるとおりに処方すれば、巷で行われている治療よりもはるかにましな認知症治療ができます。それは「間違いがない、失敗がない」ということであり、現状ではそれだけで高い評価が得られるのです。

しかしコウノメソッドというのは、決して単なるハウツーに留まるものではありません。医師も歯科医師も看護師も歯科衛生士も、理学療法士も言語聴覚士も作業療法士も薬剤師も管理栄養士も介護士もケアマネージャーも、認知症に関わるすべての医療介護従事者がそれをきっかけに、すべての個々の患者さんに最も良い対応ができるような、なにものにも負けないような応用力を身に付けるためのものなのです。それがコウノメソッドです。だからコウノメソッドを勉強し正しく実践しようとする医療介護従事者はすべて、ものすごく成長します。コウノメソッドは、すべての医療従事者を成長させる「哲学」なのです。

＊

では、コウノメソッドがもたらしてくれる「成長」とは、いったいどういうものなのでしょうか。それこそ、いま優秀と言われているたくさんの医師のみなさんにいちばん欠けているポイントだと、僕は思うのです。

「Think Different」

僕が人生のお手本としているスティーブ・ジョブズ氏の名言です。僕は、この言葉を「発想を変える」「ものの見方を変える」「固定概念をとっぱらい新たな発想でまだみぬ医療をしてみる」「たとえ批判されても人と違うように考えて世の中を前進させる」と解釈しています。

僕は医師を含め多くの医療従事者にこの「Think Different」が欠けていると感じています。患者さんやご家族を理解して、このケースでは何が必要なのかという答えを絞り出し、迅速にその対処ができるという「考える力」です。これは在宅医に求められる能力でもあります。そこにマニュアルというものなどありません。教科書はないし、大学の教授も教えてくれないものです。

そもそも正解はないのです。正解を探す力は自分でつけていかなければいけません。それを患者さんやご家族と一緒に探していくのが在宅診療ですし、その向こうに在宅医療の醍醐味があるのだと思います。

いまの医師は、あるいは医療従事者というのは、そのための努力を怠っているのではないでしょうか。試験に合格し、マニュアルを覚えて、それを患者に当てはめればそれでよい。その結果が現在の認知症医療に、色濃く表れているわけです。僕自身もそうだった、というのが本書のタイトルであるわけです。

＊

よく「to do good」ではダメ、「to be good」であれ、と言われます。

簡単に言えば「良きことを為そうとする前に、良き人間であれ」ということです。

「良きことを為す」というのは、そのためにマニュアルを手に入れてテクニックやノウハウを身に付けたうえで行うということです。「良きこと」と世の中で認証されているから、マニュアルを学んで行うのです。

それも必要でしょう。医師であれば、とにかく国家資格を取らなければ何もできません。「to do good」が大前提です。

しかし、それに囚われていると患者さんにとって良いことはできません。良かれと思ってやっていても「to do good」の域から出ていないと、結果的には良いことはしていないことになってしまうことがあります。それだけならまだしも、かえって悪いことをしてしまうこともあるのです。

認知症治療薬の増量規定にしたがって処方して、かえって患者さんやご家族に地獄を見させてしまう医師は、「to do good」の結果として、そのような事態を起こしてしまっているわけです。かつての僕もそうだったのです。

くり返しになりますが、患者さんの看取りまで行っていく在宅医療は、ただ診断や治療の方法を知っているだけではまっとうできません。患者さんやご家族がどのような状態になるのが最も幸せなのかを考えることが不可欠です。そこに科学的な正解はありません。どこにあるかわからない正解を個々の患者さん、ご家族と一緒に対話しながら探し求めていくのが、在宅医療と言えるでしょう。医者や看護師などが持っている技術やノウハウは、臨機応変にハッピーエンドを探していくためのツールなのです。

そのためには「とにかくこの患者さんにとって、このご家族にとって良いことをやっていこう」という姿勢をいつも持っていなければなりません。医師をはじめとしたチーム全員が「to be good」であろうとしていなければ、在宅診療は不可能なのです。

問題なのは、医師は「to do good」で育ち、そのまま学会というマニュアルに従う経験しか積んできていないために、なかなか「to be good であれ」という問題意識に気づきにくい点です。認知症治療がいつまでたっても迷走しているのも、そこに一つの原因があると僕は思っています。

コウノメソッドというのは決して「マニュアル」ではなく、医師をはじめとする医療介護従事者に対して「to be good になりなさい」と指導する哲学なのです。

医師を含めた医療従事者、それぞれのミッションを意識して

「to be good であれ」ということは、多くの自己啓発的な記事に書かれています。このことを最初に言ったのは、ノーベル平和賞を受賞したマザー・テレサだと思います。

「見返りを求めて良いことをしても、絶対に良い思いはできない。どれだけ他人から疎まれようが自分が良いと思う行為を続ける、みんながそうすれば世界に平和が近づくし、自分にとっても満足が得られる」

彼女は、ずっとそういうことを本に書き続けました。僕にとって「自分が良いと思う行為を続ける」とは、「個々の患者さん（ご家族）にとって良いこととは何か」を突き詰め、考え、実行することです。その答えは、医学が証明したことをいくら振りかざしても、得られません。患者さんやご家族と人間としてつながることができて、初めて「わかる」ものだからです。

しかし在宅医療はチームで行うものですから、医師である僕だけがそれをわかっても、実はほとんど役に立ちません。在宅医療の醍醐味にはならないのです。

「to be good であれ」ということを前提として、患者さんやご家族の前で、自分たちにはそういうミッション（つまり常識で考えるのではなく患者さんやご家族にとって良いことをするのだという使命）があるのだということを、チーム全員が共有しておかなければいけません。

医師、歯科医師、看護師、理学療法士、言語聴覚士、作業療法士、介護士、薬剤師、管

理栄養士、歯科衛生士、ケアマネージャーなど、それぞれの仕事にそれぞれの役割があります。結果として行う内容はそれぞれ違いますが、目的は「（一般常識で考えた〝良いこと〟ではなく）その患者さん、ご家族にとって良いことをする」ということに尽きます。簡単に言えば「患者さんやご家族がいま困っていることを解決する」ということです。そのところがチームで統一して強く意識されていなければ、在宅医療はまったく事が運ばないのです。

在宅医療のチームがコウノメソッドを共有する重要性は、そこにあります。

コウノメソッドを駆使しても、失敗することはあります。それは当然なのです。しかし、その失敗は僕たちに重要な啓蒙を与えてくれます。二度と同じ失敗をくり返さないという、強く厳しい教訓を与えてくれます。その教訓を生かすことは、人の生命を預かる医師にとって絶対にまっとうしていかなければならない使命なのです。

思えば、僕の本当のスタート地点は、アリセプトの増量規定をバカ正直に守りつつ、たくさんの患者さんを死に追いやっていた、あの時代にありました。そんな僕が「在宅医療の醍醐味」を感じ、本を書いてみなさんに語れるまでになったのは、間違いなく「コウノメソッドの哲学」のおかげです。

幕末、自分の藩のことしか考えない人物ばかりのなかで、坂本龍馬は日本全体のことを考えていました。野口英世先生とともに、僕は坂本龍馬が大好きです。

僕の好きな龍馬の言葉が、これです。

「日本を今一度洗濯致し申し候」

国際社会のなかの「国」として初めて日本国を意識した、龍馬ならではの言葉です。

僕の頭のなかには、いまこんな言葉がめぐっています。

「日本の認知症医療をいま一度洗濯致し申し候」

河野和彦先生のコウノメソッドはもちろん、長尾和宏先生らによる「社団法人・抗認知症薬の適量処方を実現する会」の活動原理が、まさにここにあると思います（次ページ参照）。

*

トピックス

平成28年6月、ついに厚生労働省が認知症薬の少量投与を認めた。しかし…

平成27年9月11日、参院議員の山東昭子氏を名誉会長とする「一般社団法人抗認知症薬の適量処方を実現する会」が設立されました。代表理事は兵庫県尼崎市で年中無休の「長尾クリニック」を開院している長尾和宏医師がつとめ、理事にはもちろん河野和彦医師も名を連ねています。

長尾先生も外来のほかに訪問診療も行っていて、一人ひとりの患者さんやご家族に関わっていこうとする「町医者」志向の医師です。精力的に更新されているブログ（DR．和の町医者日記）では、認知症も含めた医療問題だけでなく、世の中のさまざまな事象に鋭く切り込んでいて、膨大な数の著書とともにたくさんの読者を獲得しています。

長尾先生のコウノメソッドとの関わりについては、最近の著書「認知症の薬をやめると認知症がよくなる人がいるって本当ですか？」（共著、現代書林）に詳しく書かれているのでご一読をお勧めします。

さて、発足した「抗認知症薬の適量処方を実現する会」の目的は言うまでもありません。抗認知症薬の添付文書による規定にかかわらず医師がそれぞれの患者さんに合わせて適当な量で（保険薬の範囲内で）処方できるようにすることにあります。

添付文書の規定どおりに処方しなければレセプトが通らない（保険薬として認められない）わけですから、医師は抗認知症薬の規定を守るしかありません。しかし、規定どおりの量を服用すると、暴れたり、暴言をわめいたり、歩行障害で転んだり、飲み込み（嚥下）が悪くなって誤嚥性肺炎を起こしたりと、さまざまな重大な（事実上の）「副作用」を起こしてしまう認知症患者さんが少なくありません。

河野医師がコウノメソッドを発表し、いくら声を上げても、学会も製薬会社も「知らぬ存ぜぬ」の状態が何年も続いていました。たくさんの患者さんやご家族が大変なことになっても、抗認知症中核薬の添付文書の規定はほとんど変わらなかったのです。

そのような状況のなかで、コウノメソッド実践医（白土綾佳医師・笠間市立病院〈当時〉）らは国会議員に直接はたらきかけて、抗認知症薬の、患者の個体差よりも添付文書を優先する規定がもたらしている悲惨な現状をうったえ、撤廃への動きを求めました。その後「抗認知症薬の適量処方を実現する会」は、平成28年9月に発足し、啓蒙活動や臨床現場での実態把握活動を続けてきました。

成果は翌年6月にようやく一つの形となりました。厚生労働省保険局が「規定の用量未満で投与された場合でも、レセプト明細書の適用欄に記載されている投与の理由などを参考にして、個々に応じて医学的に判断するように」という趣旨の事務連絡を、国保・社保の担当機関に出したのです。

つまり「アリセプトなどの抗認知症薬には添付文書による規定があるけれども、興奮などの副作用が起こることもあるから、患者さんによっては添付文書による規定以下の投与のほうが好ましい場合もある、したがってそのような場合には医師の裁量に任せる」という内容ですから、これは今日までの絶望的な不動の状況から考えれば大きな前進と言えるでしょう。

＊

しかし、常識ある医師ばかりではありません。とくに実際の患者さんやご家族を心と心で対話しながら診ている町医者とは違う「偉い医師」たちは、製薬会社からの甘い汁や学会における権威にどっぷりと浸かってしまうことが多いのです。

実際、「このような厚生労働省の事務連絡を悪用する医師が出てこないかが心配だ」など、意味のよくわからない反論を展開する医師も、厚生労働省の発表後にすぐに登場しました。

この件で認知症学会がすぐに動いて、「認知症を診る医師は、患者をよく診て、抗認知症薬の添付文書による規定に惑わされず適切な量を処方するように心がけよう」と広く呼びかけるようなことは、まだまだ考えられません。ほど遠い、というのが実感です。

患者さんやご家族に良いことをする。その一点からブレない医師やその周辺の人たちの闘いは、まだまだ続くのだと思います。

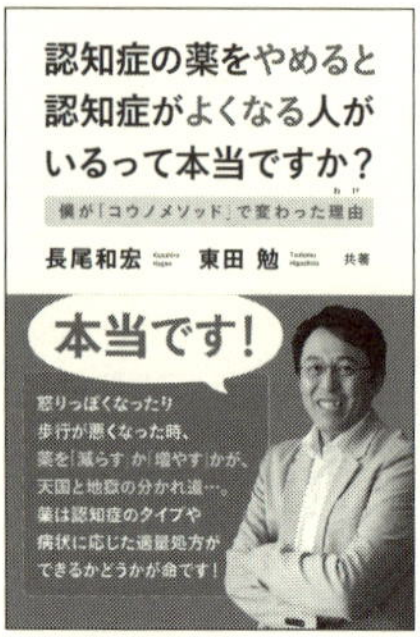

『認知症の薬をやめると認知症がよくなる人がいるって本当ですか?』
長尾和宏・東田勉　共著／現代書林

告白《こくはく》します、僕《ぼく》は多《おお》くの認知症患者《にんちしょうかんじゃ》を殺《ころ》しました。

2017年3月15日　初版第1刷

著　者 ―――――― 石黒伸《いしぐろしん》
発行者 ―――――― 坂本桂一
発行所 ―――――― 現代書林
〒162-0053　東京都新宿区原町3-61　桂ビル
TEL／代表　03(3205)8384
振替00140-7-42905
http://www.gendaishorin.co.jp/
カバー・本文デザイン ―― 吉崎広明(ベルソグラフィック)

印刷・製本：広研印刷(株)
乱丁・落丁本はお取り替えいたします。

定価はカバーに
表示してあります。

ISBN978-4-7745-1619-6 C0047

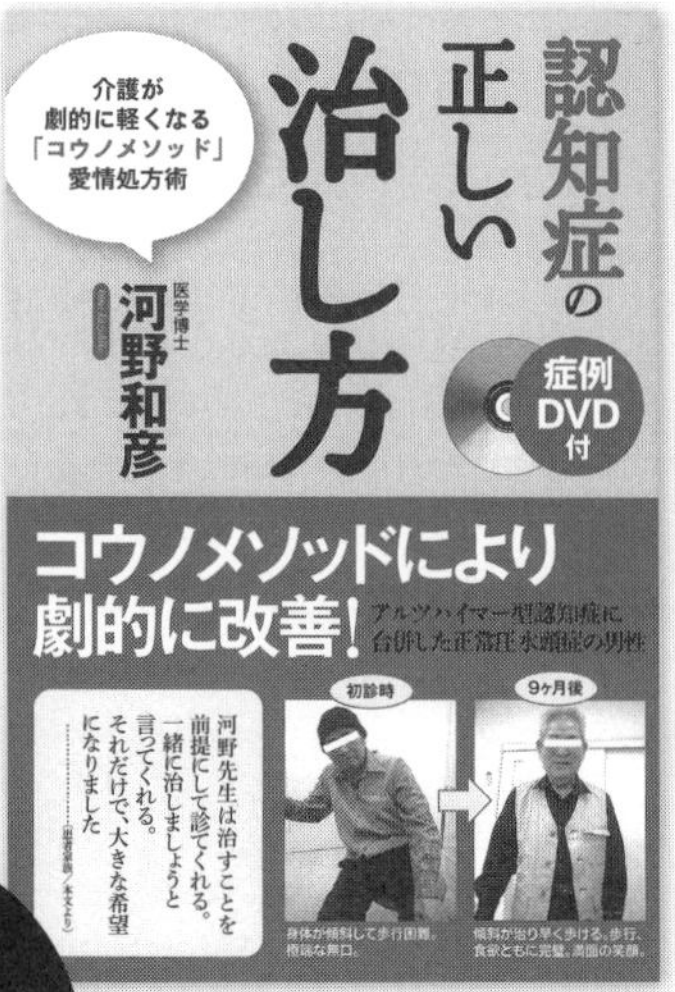

症例DVD付

認知症の正しい治し方

介護が劇的に軽くなる「コウノメソッド」愛情処方術

河野和彦 著

「認知症は治らない」という医学界の常識を覆した奇跡の治療法コウノメソッドのすべてがわかる本。治らないのではなく専門医や大学病院を含め、ほとんどの医師が治し方を知らないだけ、と著者は力説する。徘徊、暴言、妄想、易怒など認知症にともなう困った症状が劇的に改善するコウノメソッドは、患者家族や介護者からの圧倒的な支持を得て全国的に広がりつつある。コウノメソッドの劇的な効果が一目でわかる症例DVD付!

定価　本体 **1,800** 円 + 税

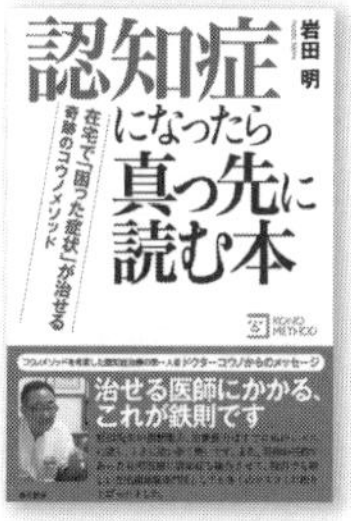

認知症になったら真っ先に読む本

在宅で「困った症状」が治せる奇跡のコウノメソッド

岩田 明 著

著者はコウノメソッドの創始者・河野医師の一番弟子。日本初の認知症専門の在宅診療を始め、ケアマネージャーや介護従事者を巻き込み、地域での認知症ケアのネットワークを構築する活動を展開。コウノメソッドによる正確な診断と治療の実際、ドクター選びの大切さなどもわかりやすく解説する。

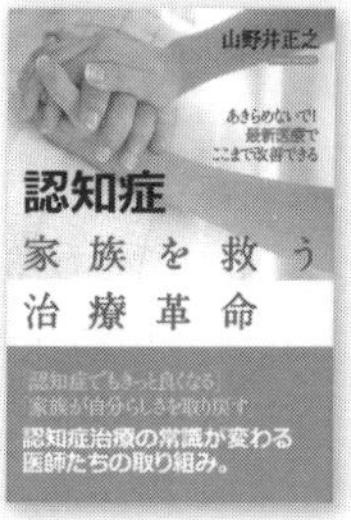

認知症　家族を救う治療革命

あきらめないで！最新医療でここまで改善できる

山野井正之 著

認知症の臨床に30年近くもたずさわる河野和彦医師が築き上げたコウノメソッドは、現場の医師からも絶大な支持を集めている。患者とその家族と共に認知症と闘い続ける素晴らしい9名の医師たちの情熱的で赤裸々な、時にユーモアを交えたインタビュー、そして患者家族の体験を綴る。

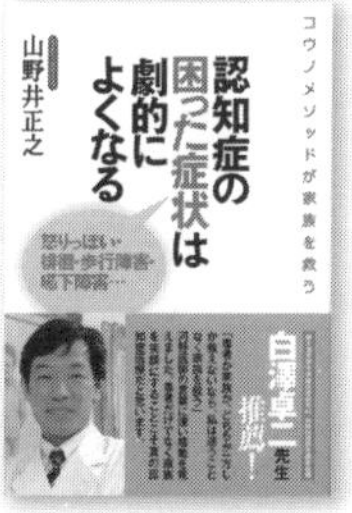

怒りっぽい・徘徊・歩行障害・嚥下障害…

認知症の困った症状は劇的によくなる コウノメソッドが家族を救う

山野井正之 著

本書は、コウノメソッド実践医たちの活動を通して、認知症の正しい診断と治療とは何かを世に問うものである。認知症とその改善策の最新情報に加え、河野和彦医師を始め、10名の医師、介護施設、20年以上も介護を続ける患者家族のインタビューを掲載。

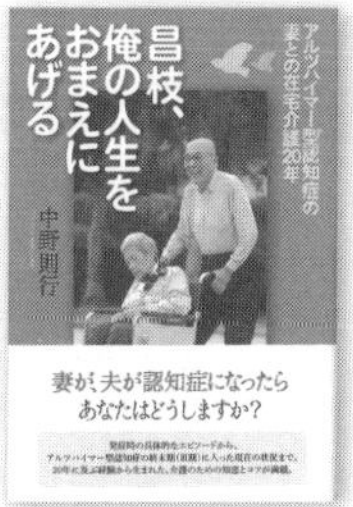

昌枝、俺の人生をおまえにあげる

アルツハイマー型認知症の妻との在宅介護20年

中野則行 著

50代で若年性アルツハイマー病に罹った妻。モーレツ営業マンだった夫はすべてを捨てて、妻の介護に飛び込んだ。夫は愛する妻の入院や施設入所を断固拒否、あくまでも在宅にこだわり20年の長きにわたって世話をしてきた。稀有な「老々介護」の事例でもある。認知症治療のカリスマである河野和彦医師の解説も入り、家族の介護に直面する人々にとってのお役立ち情報やアドバイスも満載。

定価　本体 **1,400** 円＋税